XIIE CONGRÈS INTERNATIONAL DE MÉDECINE

MOSCOU (Août 1897)

SECTION DES MALADIES NERVEUSES ET MENTALES

SÉMÉIOLOGIE

DES OBSESSIONS

ET IDÉES FIXES

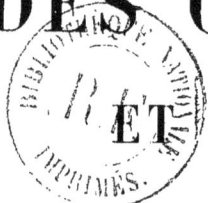

RAPPORT

PRÉSENTÉ PAR MM. LES DOCTEURS

A. PITRES

PROFESSEUR DE CLINIQUE MÉDICALE
ET DOYEN DE LA FACULTÉ DE MÉDECINE
DE BORDEAUX

E. RÉGIS

CHARGÉ DU COURS DES MALADIES MENTALES
A LA FACULTÉ
DE MÉDECINE DE BORDEAUX

BORDEAUX

G. GOUNOUILHOU, IMPRIMEUR DE LA FACULTÉ DE MÉDECINE

11 — Rue Guiraude — 11

1897

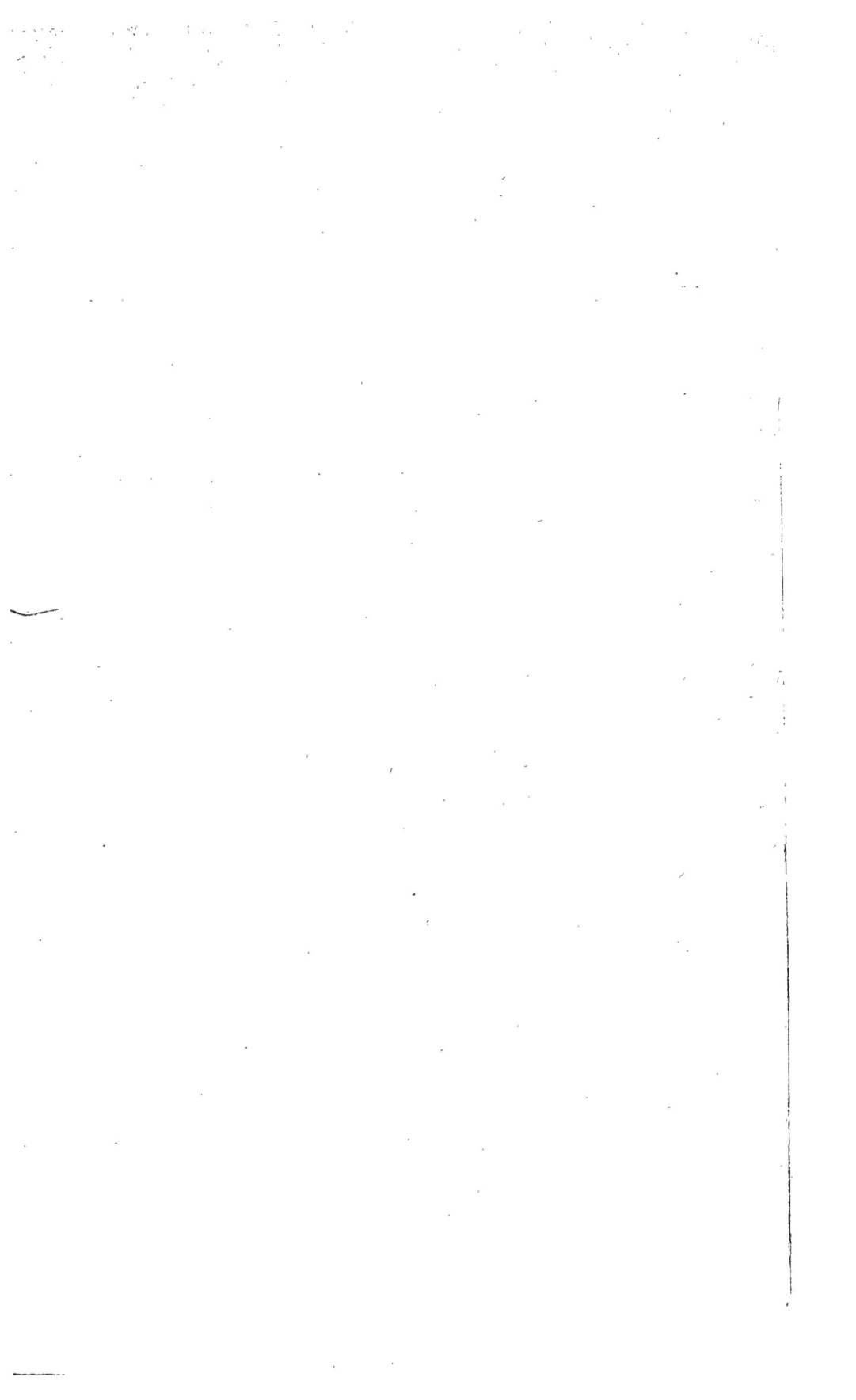

SÉMÉIOLOGIE

DES OBSESSIONS

ET IDÉES FIXES

XIIᴱ CONGRÈS INTERNATIONAL DE MÉDECINE

MOSCOU (Août 1897)

SECTION DES MALADIES NERVEUSES ET MENTALES

SÉMÉIOLOGIE

DES OBSESSIONS

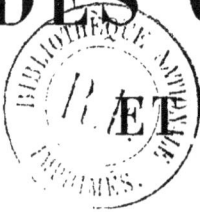

ET IDÉES FIXES

RAPPORT

PRÉSENTÉ PAR MM. LES DOCTEURS

A. PITRES

PROFESSEUR DE CLINIQUE MÉDICALE
ET DOYEN DE LA FACULTÉ DE MÉDECINE
DE BORDEAUX

E. RÉGIS

CHARGÉ DU COURS DES MALADIES MENTALES
A LA FACULTÉ
DE MÉDECINE DE BORDEAUX

BORDEAUX

G. GOUNOUILHOU, IMPRIMEUR DE LA FACULTÉ DE MÉDECINE

11 — Rue Guiraude — 11

1897

INTRODUCTION

PRÉAMBULE. — Ce n'est pas une monographie des obsessions
et des idées fixes que nous avons à écrire et que nous écrivons
ici. Nous nous proposons uniquement d'étudier quelques-uns
des points les plus importants de la séméiologie de ces états
morbides en une brève esquisse, pouvant servir d'élément de
discussion pour le Congrès.

Notre travail est un travail avant tout clinique. Basé sur
250 observations personnelles typiques, soigneusement re-
cueillies par nous, dans le courant de ces dernières années, à
nos consultations publiques ou privées, il peut en être consi-
déré en quelque sorte comme la synthèse nosographique. C'est
l'histoire vue et vécue des faits tels qu'ils existent, tels que
nous les montre la pratique, simplement encadrés dans les
considérations de psycho-pathologie indispensables.

Mais avant d'exposer les faits, il nous paraît nécessaire
d'indiquer rapidement la façon dont ils ont été envisagés jusqu'ici et la manière dont nous les comprenons.

UN MOT D'HISTORIQUE. — Les troubles psychiques désignés
sous le nom d'idées fixes, d'obsessions, d'impulsions conscientes, ont pendant longtemps été confondus, sans description
particulière, dans les folies dites : manie sans délire (Pinel),
monomanie (Esquirol, Marc, Georget), folie lucide (Trélat),
pseudo-monomanie (Delasiauve), et, plus récemment encore,
certains auteurs les ont rangés dans la folie avec conscience
(J. Falret, Baillarger, Ritti), la paranoia rudimentaire (Arndt,
Morselli), la monomanie abortive (Spitzka), etc.

Morel ([1]) le premier, en 1866, détacha la majeure partie de ces troubles psychiques des états de folie où ils restaient à peu près ignorés, et, dans une magistrale étude, les décrivit à part sous le nom de *délire émotif,* qu'il considéra, non comme une psychose, mais comme une névrose, comme une maladie spéciale de l'émotivité.

Onze ans plus tard, en 1877, Westphal ([2]) analyse très finement à son tour les mêmes phénomènes, sous le nom d'*idées obsédantes.* Ils consistent pour lui en idées qui, l'intelligence restant intacte et sans qu'il existe un état émotif ou passionnel, apparaissent à la conscience, s'y imposent contre la volonté, ne se laissent pas chasser, empêchent et traversent le jeu normal des idées, et sont toujours reconnues par le malade comme anormales, étrangères à son moi.

Une différence fondamentale, en dehors de bien d'autres, sépare ici la conception de Westphal de celle de Morel. Pour Morel, nous l'avons vu, l'obsession est un trouble essentiellement émotif, tellement émotif qu'il en localise le point de départ, non dans le cerveau, mais dans le système nerveux ganglionnaire viscéral, source supposée des émotions. Pour Westphal, au contraire, l'obsession est un trouble avant tout intellectuel, dont l'élément idéatif est le symptôme principal. Quant à l'élément émotif, ou il est absent, ou, s'il existe, il est secondaire et provoqué par l'idée obsédante, dont il représente une simple réaction.

Ces deux conceptions différentes semblent avoir inspiré les travaux, de plus en plus nombreux, qui ont suivi sur la matière.

Tout d'abord, c'est l'opinion de Westphal qui prévaut, et les obsessions sont généralement considérées comme des troubles proprement intellectuels. Ce sont, pour les uns, des *idées fixes* (idee fisse, de Buccola) ([3]), des *idées incoercibles* (idee incoercibili, de Tamburini) ([4]), des *idées impératives* (imperative ideas, de Hack-Tuke) ([5]); pour les autres, des *délires avortés*

([1]) Morel. — Du délire émotif, névrose du système nerveux ganglionnaire viscéral (*Arch. gén. de Méd.,* 1866).
([2]) Westphal. — Ueber Zwangsvorstellungen (*Berlin. klin. Wochens.,* 1877).
([3]) Buccola. — Le idee fisse (*Riv. sper. di Fren.,* 1880).
([4]) Tamburini. — Sulla pazzia del dubbio *(Ibid.].*
([5]) Hack-Tuke. — Imperative Ideas (*Brain,* 1894).

(abortive Verrücktheit, de Meynert) [1], de la *paranoia rudimentaire* (paranoia rudimentaria, de Morselli) [2] : c'est-à-dire,
en somme, des troubles psychiques ayant pour base une idée
fixe et divisés en intellectuels et impulsifs, suivant que cette
idée reste à l'état purement statique ou prend un caractère
moteur (paranoia rudimentaria ideativa et paranoia rudimentaria impulsiva, de Morselli). Quant à l'émotivité, c'est un
élément plus ou moins fréquent et important, suivant les
auteurs, mais toujours secondaire, et auquel quelques-uns
seulement accordent le droit à constituer une troisième variété
d'idée fixe ou obsession, la variété émotive (Tamburini, Luys,
Falret, etc.).

Cette manière de voir est peut-être encore aujourd'hui la
plus répandue.

En Allemagne, par exemple, Krafft-Ebing [3] regarde l'émotion comme la conséquence de l'idée dominante : « La réaction
de la représentation obsédante sur la vie émotive du malade,
dit-il, est particulièrement importante. L'obsession provoque
une angoisse réactive violente allant jusqu'aux explosions de
désespoir et aux crises nerveuses. »

En France, Magnan [4], parlant des phénomènes émotionnels
qui accompagnent les obsessions, dit : « Il ne faut pas oublier
qu'ils ne sont, en somme, que l'exagération des phénomènes
normaux de l'émotion, qui s'accompagne toujours de manifestations vaso-motrices : rougeur et pâleur de la face, palpita-
tions, etc. Ces phénomènes, qui ne sont, à l'état normal, qu'un
état réactionnel en face de situations mentales bien déterminées, ne sont encore, au cours des syndromes morbides, que
des états réactionnels dont l'intensité est précisément due à
l'excès d'émotivité, à l'émotivité pathologique des sujets. Donc
si le sympathique intervient, il le fait secondairement et non
primitivement. Il obéit à la situation mentale au lieu de la
commander. Bien des circonstances démontrent, d'autre part,
que le syndrome est avant tout un état cérébral. L'onomato-
manie, la folie du doute, le délire du toucher, l'écholalie, sont,

---

(1) MEYNERT. — *Psychol. Centralbl.*, 1877.
(2) MORSELLI. — *Manuale di semejotica delle malattie mentali*, vol. I, 1885.
(3) KRAFFT-EBING. — *Traité clinique de Psychiatrie*, 3e édition, trad. Émile Lau-
rent, 1897, p. 545.
(4) MAGNAN et LEGRAIN. — *Les Dégénérés* (coll. Charcot-Debove, 1895, p. 174).

sans aucun doute, des troubles du fonctionnement de l'écorce. Enfin, rappelons que les phénomènes émotionnels ont une intensité très variable, qu'ils sont souvent réduits à peu de chose et que, dans certains cas même, ils disparaissent en laissant le syndrome suivre son cours, pour ne réapparaître qu'au moment du paroxysme. »

En Angleterre enfin, Mickle (¹) soutient une thèse analogue. Il commence par constater que, selon les cas, il semble y avoir, dans les obsessions, prédominance du trouble de la pensée, de celui de la volonté ou de celui de la sensibilité, d'où l'habitude qu'il a prise de dire qu'elles constituent le groupe des trois D : *doubt* (doute), *dread* (crainte), *deed* (acte). Mais, en réalité, c'est l'idée qui prévaut toujours : « L'idée impérative, dit-il, est le grand facteur, les troubles émotifs pouvant être considérés comme secondaires et dus au conflit entre l'idée et la volonté. » Et ailleurs : « Que la pensée impérative soit supérieure et antérieure à l'état émotif, cela se concilie avec la place nosologique que nous attribuons aux obsessions. »

A côté des auteurs qui, comme on le voit, subordonnent nettement l'émotion à l'idée dans l'obsession, il en est d'autres qui lui donnent, au contraire, la première place.

Tel Berger (²), qui déjà en 1878 regardait l'obsession comme une névrose émotionnelle.

Tel aussi Friedenreich(³), qui admet que l'émotion est, en règle générale, le fait primitif; que, des deux phénomènes, idée obsédante et angoisse, le second est le plus important parce qu'il peut être distinct de l'autre, représentant un symptôme de l'état neurasthénique qui est à l'origine de toute obsession.

Tel encore Hans Kaan (⁴), qui partage cette opinion et considère même l'angoisse comme le point de départ nécessaire de l'idée obsédante.

De leur côté, Schuele (⁵) et Wille(⁶) insistent sur le rôle de l'émotivité. Ce dernier montre que l'anxiété peut précéder

(¹) J. MICKLE. — Mental besetments or obsessions (*Mental Science*, oct. 1896).
(²) BERGER. — *Arch. f. Psych.*, 1878.
(³) FRIEDENREICH. — *Neurol. Centralbl.*, 1887.
(⁴) HANS KAAN. — *Jahrb. f. Psych.*, t. II, fasc. 3.
(⁵) SCHUELE. — *Traité clinique des maladies mentales,* 3ᵉ édition, trad. Dagonet et Duhamel, 1888.
(⁶) WILLE. — *Archiv. f. Psych.*, 1880.

l'idée obsédante ou en être indépendante et déclare que, pour lui, les troubles émotionnels font partie intégrante de l'affection.

Ch. Féré (¹) dit : « Les idées fixes ont leur origine dans l'émotivité morbide. »

Séglas (²) estime que « l'obsession repose toujours sur un fond d'émotivité pathologique ».

Ballet (³) place les obsessions dans les anomalies de l'émotivité et de la volonté chez les dégénérés.

Pour Dallemagne (⁴), l'émotion est primitive. « En se répercutant vers l'écorce, elle y réveille des idées appropriées et l'idée à peine née, retourne à la base raviver les sentiments d'où elle est sortie. » Ce mécanisme explique la façon dont l'idée peut engendrer l'émotion et ses répercussions organiques, mais il atteste aussi la dépendance de cette idée vis-à-vis du sentiment et la subordination fonctionnelle de l'écorce à l'activité du restant du système nerveux. »

Enfin Freud (⁵) et Hecker (⁶) attachent une telle importance à l'émotion dans l'obsession, qu'ils n'hésitent pas à faire de celle-ci une *névrose d'angoisse* (Angstneurose).

Le double courant, on le voit, est bien net et les auteurs peuvent, en ce qui concerne la manière d'envisager l'obsession au point de vue psycho-pathologique, se diviser en deux catégories bien distinctes : ceux qui, avec Morel, en font un trouble morbide à base émotive, et ceux qui, comme Westphal, en font un trouble morbide à base idéative.

Pour nous, nous n'hésitons pas, ainsi que nous l'avons déjà laissé entrevoir dans un travail récent (⁷), à considérer l'émotion, « conscience des variations neuro-vasculaires » (Lange), comme l'élément primitif et fondamental de l'obsession.

(¹) Cᴴ. Féré. — *La Pathologie des émotions*, 1892, p. 453.
(²) Séglas. — *Leçons cliniques*, 1895, p. 81.
(³) Ballet. — *Traité de Médecine* Charcot-Brissaud, art. : *Dégénérescence mentale*, 1894.
(⁴) Dallemagne. — *Dégénérés et Déséquilibrés*, 1895, p. 574.
(⁵) Freud. — Ueber die Berechtigung, von der Neurasthenie einen bestimmten Symptomen-complex als « Angstneurose » (*Neurologisches Centralb.*, 15 janv. 1895.)
(⁶) Hecker. — Sur l'importance de la maladie d'angoisse dans la neurasthénie. (*Allg. Zeitschr. f. Psych.*, vol. LII, fasc. 6, p. 1167).
(⁷) Pᴵᴛᴴes et Régis. — L'obsession de la rougeur *(Ereuthophobie)* (Congrès français des Aliénistes et Neurologistes, Nancy, août 1896, et *Archives de Neurologie*, janvier 1897).

CONCEPTION PSYCHO-PATHOLOGIQUE DE L'OBSESSION. L'OBSES-
SION EST UN ÉTAT MORBIDE A BASE ÉMOTIVE. — Sans entrer dans
de longues considérations générales pour faire une démons-
tration qui ressortira suffisamment, nous l'espérons, de l'ensemble de cette étude, nous rappellerons que la psychologie
contemporaine a montré que la vie affective est la première
en date, avant la vie intellectuelle, et que, dans les processus
de la conscience, l'émotion est antérieure à la connaissance.

« Comparer, dit Ribot ([1]), comme l'ont fait certains auteurs,
la « sensibilité » et « l'intelligence » pour rechercher si l'une de
ces deux « facultés » est supérieure à l'autre, est une question
factice, déraisonnable, puisqu'il n'y a pas de commune mesure
entre les deux et elle ne comporte aucune solution, sinon arbi-
traire. Mais on peut procéder objectivement et se demander si
l'une est primaire et l'autre secondaire, si l'une vient se
greffer sur l'autre et, dans ce cas, laquelle est le tronc et
laquelle est la greffe. Si la vie affective apparaît la première,
il est clair qu'elle ne peut être dérivée, qu'elle n'est pas un
mode, une fonction de la connaissance, qu'elle existe par elle-
même et est irréductible. » Et Ribot résume en faveur de la
priorité de la vie affective les principales preuves physiologiques, ainsi que les preuves psychologiques, admirablement
indiquées déjà par Schopenhauer.

« L'émotion, le sentiment, soutient aussi Dallemagne ([2]),
sont à la base de l'idée comme les centres nerveux inférieurs
constituent les agents secondaires de l'activité des centres
supérieurs. L'apparent effacement des émotions et du sentiment dans la genèse de l'idée n'implique donc que l'infériorité
de leur degré de conscience. Cette infériorité, jointe à la difficulté de leur rappel mnémonique, sont encore des indices de
leur ancienneté évolutive. Ils servent comme de transition
entre les fonctions médullaires automatiques et inconscientes
et les fonctions corticales conscientes et d'apparence spontanée.
Toutefois, ces distinctions sont pour ainsi dire inexistantes
dans le temps; l'idée et l'émotion, séparées par tant de caractères, s'engendrent en réalité d'une manière instantanée. Leur
coexistence, leur pénétration anéantit tout ce que leurs diffé-

[1] TH. RIBOT. — *La Psychologie des sentiments,* 1896, p. 429.
[2] DALLEMAGNE. — *Loc. cit.,* p. 573.

rences de localisation, d'ancienneté, de conscience et d'intensité enseignent et démontrent. »

S'il en est ainsi à l'état physiologique, il ne peut en être
autrement à l'état pathologique. Considérons par exemple
l'impulsion. « A la base de toute activité physique, déclare
Féré (¹), il y a un état émotionnel en rapport avec une excitation locale ou générale, qu'elle soit perçue ou non. Les impulsions dites irrésistibles, que l'on qualifie aussi quelquefois à
tort d'automatiques, sont toujours en rapport avec une émotivité morbide, en conséquence de laquelle une irritation
perçue ou non détermine une décharge qui, suivant qu'elle
est plus ou moins rapide, est inconsciente ou consciente. »

L'impulsion est aussi pour Krafft-Ebing (²), « voisine des
actes émotifs, mais elle en diffère essentiellement en ce qu'elle
ne coïncide pas, par rapport au temps, avec une émotion, bien
qu'elle ait souvent une base émotive. »

Quant à l'obsession, il en est de même, et plus encore. La
meilleure preuve que l'on puisse donner de la priorité et de la
prépondérance de l'émotion dans l'obsession, c'est qu'elle en
est l'élément constant et indispensable. Prenez une obsession
quelle qu'elle soit, impulsive ou idéative, l'obsession-doute ou
l'obsession-homicide, par exemple. Supprimez par la pensée
l'angoisse, l'anxiété qui s'y trouvent, et vous n'avez plus d'obsession. Par contre, prenez une obsession quelconque et
enlevez-en l'idée fixe ou la tendance impulsive, ne laissant que
l'anxiété, l'angoisse, et vous avez encore l'obsession dans son
fondement, dans son essence. Tels sont ces états d'anxiété
diffuse qui ne se précisent pas ou qui ne se précisent que d'une
façon momentanée et, comme dit Ribot, au hasard des circonstances. Il peut donc y avoir obsession, entendue au sens
large du mot, sans idée fixe et sans impulsion; il n'y en a pas
sans émotion et, dans tout état obsédant, on retrouve, plus ou
moins marqués, les phénomènes constitutifs de l'émotivité
pathologique, en particulier les phénomènes vaso-moteurs.

Autre preuve encore. Il est des obsédés, et ils sont nombreux, chez lesquels l'objet de l'obsession est multiple ou se
modifie, s'il est unique. Les uns, par exemple, ont commencé

(¹) Ch. Féré. — Loc. cit., p. 451.
(²) Krafft-Ebing. — Loc. cit., p. 106.

par la phobie de la rage; plus tard, ils ont la phobie de la malpropreté, puis celle des pièces de monnaie, etc., etc. D'autres ont à la fois, en même temps, plusieurs obsessions. Or, ce qui varie chez eux, soit successivement, soit simultanément, c'est le phénomène intellectuel, sentiment ou idée. Ce qui ne varie pas, ce qui reste immuable et constant, c'est le phénomène émotif, c'est l'anxiété.

Il convient de faire remarquer aussi, avec M. Séglas, que dans nombre de cas, les obsessions débutent par une phase d'angoisse pure et avec Dallemagne qu'elles finissent souvent de même par une phase d'angoisse analogue, après la disparition de l'idée fixe.

Notons enfin que si l'émotion n'était qu'une réaction de l'idée fixe, son intensité devrait nécessairement être en raison directe de l'intensité de cette dernière. Or, c'est le contraire qui est plutôt vrai, car on peut dire, en thèse générale, que les symptômes émotionnels s'atténuent dans l'obsession, au fur et à mesure qu'elle tend à s'intellectualiser.

L'*obsession est donc*, comme l'avait vu Morel, *un état morbide foncièrement émotif.*

CLASSEMENT NOSOLOGIQUE DES ÉTATS D'OBSESSION. — Cette conclusion n'est pas seulement importante théoriquement, au point de vue de la conception psycho-pathologique du syndrome. Elle domine pour nous l'étude entière de l'obsession et nous fournit à son sujet les éléments d'une division clinique rationnelle.

Si l'émotion est, en effet, l'élément fondamental des états d'obsession, c'est évidemment elle qui doit servir de base à leur classement.

Dans une première catégorie de cas, tout se réduit aux phénomènes de l'émotivité pathologique, de l'angoisse. Ce sont les *névroses anxieuses pures* ou *phobies*, divisées en *diffuses* et *systématisées*, suivant que l'anxiété reste imprécise ou s'objective sur un sujet déterminé.

Dans une seconde catégorie de cas, aux phénomènes de l'émotivité pathologique s'ajoute une idée fixe ou dominante. Ce sont les *obsessions* proprement dites.

On a donc ainsi une série d'états obsédants, qui, partis de

la forme la plus élémentaire, l'anxiété vague ou diffuse, sorte d'ébauche indistincte, aboutissent à la forme achevée ou complète, l'obsession idéative, en passant par l'anxiété systématisée, qui constitue entre les deux comme une sorte d'intermédiaire ou de transition.

Nous étudierons donc successivement :

1° L'état obsédant à anxiété diffuse ou *panophobique ;*

2° L'état obsédant à anxiété systématisée ou *monophobique ;*

3° L'état obsédant à idée anxieuse ou *monoïdéique.*

C'est là, sur une base autre et dans un ordre progressif plus complet, au point de vue clinique, la division des états obsédants en *phobies* et *obsessions* vraies, adoptée par certains auteurs et notamment par Freud.

CHAPITRE Ier

État obsédant à anxiété diffuse ou panophobique.

Émotivité physiologique et émotivité pathologique. — Émotivité morbide, diffuse ou panophobique. Symptomatologie : Attente anxieuse. Attaque anxieuse. Attaques rudimentaires et équivalents de l'attaque. Cas cliniques.

ÉMOTIVITÉ PHYSIOLOGIQUE ET ÉMOTIVITÉ PATHOLOGIQUE. — L'émotivité varie suivant les individus et il en est qui sont doués, à cet égard, d'une susceptibilité particulière. Ce sont les émotifs.

Il n'y a encore là que des différences physiologiques, des idiosyncrasies. Mais accidentellement, sous l'influence de causes occasionnelles surtout déprimantes, de violents chocs moraux, par exemple, l'émotivité peut franchir un degré de plus et devenir pathologique.

Ch. Féré([1]), tout en montrant qu'il est impossible de tracer la limite, dit toutefois qu'on peut considérer une émotion comme morbide : « 1° Lorsque ses accompagnements physiologiques se présentent avec une intensité extraordinaire ; 2° lorsqu'elle se produit sans cause déterminante suffisante ; 3° lorsque ses effets se prolongent outre mesure. » Et il se résume en disant : « L'émotivité morbide me paraît caractérisée par le fait qu'elle entraîne à des réactions mal adaptées à l'intérêt de l'individu ou de l'espèce. »

Pour Ribot ([2]), l'émotion morbide présente un ou plusieurs des caractères suivants : « Elle est en disproportion (apparente) avec sa cause ; elle est chronique ; ses concomitants physiques ont une intensité extraordinaire. »

L'émotivité pathologique, on le voit, n'est pas facile à définir psychologiquement. Quoi qu'il en soit, et c'est là pour nous

([1]) CH. FÉRÉ. — *Loc. cit.*, p. 400.
([2]) RIBOT. — *Loc. cit.*, p. 210.

un point important, elle peut se manifester soit sous une forme imprécise et diffuse, soit sous une forme systématique.

ÉMOTIVITÉ MORBIDE, DIFFUSE OU PANOPHOBIQUE. SYMPTOMATOLOGIE. — Dans le premier cas, celui que nous avons en vue ici, les sujets sont dans un état permanent de tension émotive, qui éclate brusquement par paroxysmes, à propos de tout et de rien, comme une décharge de fluide émotionnel, accumulé en excès dans l'organisme. Une idée, une émotion, une sensation quelconques suffisent, le moment venu, pour provoquer la décharge, qui peut même se produire dans le sommeil sous la forme de chocs anxieux (emotional discharges, de Weir Mitchell), de réveils brusques, avec angoisse respiratoire (réveils angoissants, de Mac Farlane).

C'est à cet état d'anxiété diffuse que Ribot fait allusion quand il dit[1] : « En outre de toutes les phobies particulières, il existe quelques observations d'un état vague, mais permanent d'anxiété ou de terreur qu'on a nommé panophobie ou pantophobie (Beard); c'est un état où l'on a peur de tout et de rien, où l'anxiété, au lieu d'être rivée à un objet toujours le même, flotte comme dans un rêve et ne se fixe que pour un instant, au hasard des circonstances, passant d'un objet à un autre. »

« La peur d'avoir peur (phobophobie), dit aussi Féré[2], est un phénomène commun dans la neurasthénie (Beard). Un malade, qui peut d'ailleurs n'avoir jamais été exposé à la peur, vit dans l'appréhension permanente de cette émotion et de ses effets physiques possibles. Il en arrive a être incapable de sortir de sa chambre sans être accompagné, obsédé qu'il est par l'hypothèse d'un accident quelconque. La phobophobie entraîne des conséquences très analogues à celles de la panophobie, dans laquelle le malade arrive à ne plus bouger parce que tout ce qui l'entoure l'effraye. »

Attente anxieuse. — Le symptôme prédominant de cet état panophobique est ce que Freud appelle très justement « l'attente anxieuse ». « Je ne puis mieux définir, dit-il, ce que je décris sous le nom de « névrose d'angoisse », que par ce mot et par l'exemple que j'ajoute. Une dame qui souffrait de

[1] RIBOT. — *Loc. cit.*, p. 211.
[2] FÉRÉ. — *Loc. cit.*, p. 419.

cette « attente anxieuse » s'imaginait à chaque accès de toux de son mari, qu'il avait une pneumonie influenzique et voyait son spectre marcher en tête de son propre convoi funèbre. Si, rentrant chez elle, elle voyait deux personnes devant sa porte, elle ne pouvait se sortir de l'idée que l'un de ses enfants s'était précipité par la fenêtre; si elle entendait sonner les cloches, elle croyait qu'on allait lui annoncer un deuil. Et cependant, dans tous ces cas, il n'existait aucune raison plausible à cette appréhension.

» L'attente anxieuse retentit naturellement d'une façon continuelle sur les choses les plus normales. Elle comprend tout ce que l'on appelle vulgairement « anxiété, tendance à une interprétation pessimiste de tous les faits », mais elle va au delà de ce qui est possible comme inquiétude légitime et le malade reconnaît qu'elle est pour lui comme une sorte de contrainte.

» L'attente anxieuse est le symptôme essentiel de la névrose d'angoisse, c'est lui qui en éclaircit la théorie. On peut presque dire qu'il y a dans cet état une certaine quantité d'angoisse, flottant à l'état libre, qui est toujours prête à se manifester, la forme sous laquelle elle se manifeste pouvant d'ailleurs varier, étant sous la dépendance de circonstances diverses [1]. »

Attaque anxieuse. — Quelle que soit la circonstance provocatrice de la décharge émotive, celle-ci éclate à la façon d'une véritable attaque, soudaine le plus souvent, mais précédée parfois d'une « *aura,* partant du centre épigastrique, de la profondeur des entrailles et s'irradiant dans tout le système cérébro-spinal » (Morel) [2]. Quant à l'attaque en elle-même, elle est essentiellement constituée par un état d'angoisse soit simple, soit associé à une sensation phobique quelconque (sensation d'abolition de la vie, d'évanouissement, de folie imminente, d'accident inévitable, etc., etc.), et accompagné des symptômes physiques habituels de l'émotivité morbide, particulièrement du côté de la respiration, de la circulation, de l'innervation vaso-motrice de l'activité glandulaire.

Attaques rudimentaires. Équivalents de l'attaque. — Freud

[1] S. FREUD. — Obsessions et Phobies (*Rev. neurol.,* 30 janvier 1895).
[2] MOREL. — *Loc. cit.,* p. 389.

2

observe avec raison que les modes d'association de ces symptômes sont extrêmement variables et qu'il peut y avoir prédominance des uns ou des autres dans l'attaque qui se traduit surtout alors par une crampe cardiaque, de la dyspnée, des sueurs profuses, de la boulimie, etc. Il est conduit ainsi à admettre des « attaques rudimentaires d'angoisse » et des « équivalents de l'attaque d'angoisse », analogues aux « états larvés d'angoisse de Hecker », parmi lesquels il distingue surtout :

1° Les attaques cardiaques, dont le type est la pseudo-angine de poitrine ;

2° Les attaques respiratoires, sous forme de dyspnée nerveuse ressemblant à des accès d'asthme ;

3° Les attaques de sueurs profuses souvent nocturnes ;

4° Les attaques de secousses et de tremblements, susceptibles d'être confondus avec les tremblements hystériques ;

5° Les attaques de boulimie ;

6° Les attaques de diarrhée ou de polyurie ;

7° Les attaques vaso-motrices ;

8° Les attaques de paresthésies ;

9° Les attaques de frayeurs nocturnes et de réveil angoissant ;

10° Enfin, les attaques de vertige, variables d'intensité et de forme, mais appartenant aux vertiges locomoteurs ou de la coordination, et pouvant être remplacées par des pertes de connaissance.

Cas d'anxiété diffuse ou panophobique. — Les exemples de l'état anxieux panophobique ne sont pas rares. On en trouve un dans le mémoire si remarquable de Morel. Il s'agit de ce banquier qui ne pouvait assister à une représentation des Italiens sans être pris, à l'audition de certains motifs, de troubles émotionnels qui se traduisaient par des pleurs, des sanglots, et l'obligeaient à quitter la salle. Dans sa collection de tableaux, il en était dont il ne pouvait faire ressortir les beautés aux amateurs sans se livrer à des manifestations qui se terminaient pareillement par des crises de larmes. A la moindre indisposition de son neveu, ce malade se roulait de désespoir sur un canapé, prenait les mains de son médecin et le suppliait de sauver des jours qui n'étaient nullement en danger. Dans la mare d'Auteuil, au bois de Boulogne, qu'il avait louée, il élevait des grenouilles et payait un garde pour veiller à la sûreté de ces batraciens... Un jour, il aperçoit un de ces animaux étendu sans mouvement; l'émotion qu'il en ressentit détermina une crise de larmes, des sanglots, un véritable accès de désespoir. Il dut se coucher en arrivant et envoya quérir son médecin ([1]).

Parmi nos cas personnels, nous citerons sommairement le suivant, analogue au cas de Freud rapporté plus haut, et typique dans sa banalité. Dame de cinquante-deux ans, nerveuse, impressionnable. A la suite de la mort de sa mère, il y a douze ans, peine profonde, dépression morale, sans troubles morbides proprement dits. Trois ans après, à la suite d'une autre mort, celle d'une amie, état d'émotivité morbide diffuse, avec « attente anxieuse ». La malade était constamment en état de souffrance vague, en état latent d'angoisse, qui éclatait, sous forme de paroxysmes, à la moindre occasion. Une voiture passait-elle pendant qu'elle marchait sur le trottoir dans la rue? Aussitôt, elle tombait en crise, craignant qu'une roue ne se détachât et ne vînt l'écraser. Au moindre vent, une tuile allait glisser d'un toit et lui fendre la tête. A table, les aliments allaient l'étouffer. D'autres fois, à peine sortie de chez elle, l'angoisse survenait, s'objectivant sur cette idée que quelqu'un des siens venait peut-être de mourir tout d'un coup et elle était forcée de revenir sur ses pas, pour se rassurer. Chaque événement, chaque incident, chaque acte de sa vie devenait ainsi matière à décharge pour son angoisse, momentanément spécialisée par le hasard.

Nous citerons également le cas d'un étudiant en médecine, dont nous avons déjà parlé à propos de l'éreuthophobie, et qui est sujet à des crises émotives du même genre, surtout la nuit. D'habitude, il se réveille brusquement, éprouvant une pénible sensation d'angoisse avec constriction au creux de l'estomac. Et alors, mais alors seulement, comme simple objectivation de cette angoisse préexistante, une idée, une phobie plus ou moins absurde surgit tout à coup dans son esprit, suivant ce qu'il éprouve : « Qu'est-ce que j'ai? N'aurais-je pas mangé quelque chose qui m'aurait empoisonné? Ne

([1]) Morel. — Loc. cit., p. 395.

suis-je pas empoisonné? » Et l'idée anxieuse se déroule ainsi, jusqu'à ce que cesse la crise d'angoisse. Dans la journée, l'attaque, bien que plus rare, se produit de même façon. M. X... se rappelle par exemple qu'un jour, pris d'une angoisse subite, il se réfugia dans une église voisine et que là, épouvanté de ce qu'il éprouvait, une phobie lui vint : Ah! mon Dieu! vais-je devenir fou?

Ici, on prend sur le fait le mécanisme de l'obsession et en particulier la genèse de l'idée fixe ou phobique, qui vient se greffer comme une sorte d'objectivation plus ou moins durable sur l'état d'angoisse qui constitue le fond de la maladie.

Tel est, à notre avis, le premier degré, le rudiment de l'obsession. C'est l'anxiété latente, diffuse, non encore formulée, ou formulée seulement momentanément, au hasard des circonstances.

Nous devons maintenant, nous élevant d'un degré de plus dans l'échelle morbide, dire un mot de l'état obsédant avec anxiété systématisée ou monophobique.

CHAPITRE II

État obsédant avec anxiété systématisée ou monophobique
(Phobie proprement dite).

Phobies systématisées constitutionnelles : cas cliniques. — Phobies systématisées
accidentelles : moment étiologique, choc. Cas cliniques. Réviviscence émotionnelle. Type intermittent et type rémittent. — Groupement et division des phobies.

Comme les autres états obsédants, mais d'une façon plus
nette encore, les phobies systématisées peuvent être *constitutionnelles* ou *accidentelles*.

PHOBIES SYSTÉMATISÉES CONSTITUTIONNELLES. — Constitutionnelles, elles se présentent sous forme de répulsions ou
de peurs anxieuses originelles, chroniques, portant spécialement sur un objet déterminé (phobie du velours et des fruits,
du sang, des armes tranchantes, du feu, de l'eau, des hauteurs,
de l'orage, d'un animal, etc.). Ces phobies systématisées ont
été signalées, notamment par Morel ([1]), Féré ([2]), Gélineau ([3]),
chez un certain nombre de personnages célèbres.

Même lorsqu'elles n'apparaissent que comme des idiosyncrasies ou des singularités isolées, dans une organisation par
d'autres côtés supérieure, elles n'en ont pas moins une signifi-
cation pathologique et peuvent être considérées comme de
véritables déviations ou anomalies de la sphère émotive,
absolument comparables aux stigmates de la déséquilibration
mentale. Le plus souvent, d'ailleurs, derrière cette anomalie
en apparence isolée, on constate soit d'autres phobies, soit
des symptômes pathologiques d'ordre différent, qui trahissent
l'état constitutionnel de névropathie, dont cette peur spéciale
n'est qu'une manifestation.

([1]) MOREL. — *Loc. cit.*, p. 401.
([2]) FÉRÉ. — *Loc. cit.*
([3]) GÉLINEAU. — *Des Peurs maladives ou phobies*. Paris, 1894, p. 18.

Les caractères principaux de la phobie systématisée constitutionnelle sont les suivants :

1° Elle s'allie à une hérédité chargée, souvent similaire, à
un tempérament névropathique, hystérique ou hystéro-neurasthénique, et peut, dans le milieu de la famille ou de l'inti-
mité, se présenter sous forme de *phobie à deux* (¹); 2° son
début, très précoce, a lieu dans l'enfance ou à la puberté;
3° elle peut, mais cela n'a guère lieu que lorsqu'elle constitue
un stigmate indélébile de déséquilibration émotive, demeurer
unique et persister indéfiniment sous la même forme avec des
alternatives de paroxysme et d'accalmie; 4° le plus souvent,
plusieurs phobies systématisées se succèdent dans la vie du
sujet, au hasard d'événements, même sans importance, ou bien
il existe une phobie primitive et permanente, prédominant au
milieu d'un certain nombre d'autres phobies accessoires.

Voici quelques exemples de ces divers cas :

Un de nos malades, hystérique dégénéré, ayant plusieurs *hémato-
phobes* dans sa famille, n'a jamais pu voir de sang, ni, ce qui est plus
fort, en entendre parler, sans éprouver une véritable angoisse, allant
parfois jusqu'à la défaillance. M. Arnozan nous a cité de lui le singulier
fait que voici : Un jour qu'il traduisait en classe la mort de Sénèque,
arrivé au moment où le philosophe romain s'ouvre les veines dans son
bain, il s'affala tout à coup, pris d'une crise anxieuse à la seule évocation
de ce tableau sanglant.

Une autre malade, âgée de trente et un ans, hystéro-neurasthénique
avec crises d'hystérie anciennes, est atteinte depuis l'enfance de *phobie
de la diarrhée*. Elle n'ose s'aventurer au dehors sans s'être au préalable
longuement exonérée à fond et sans passer par des rues où elle sait
pouvoir trouver, de distance en distance, un refuge assuré contre les
surprises de son intestin. Le père de cette malade était lui-même atteint
de diarrhée émotive.

La plupart des *éreuthophobes* appartiennent aussi, comme
nous l'avons montré, à la catégorie des sujets atteints de phobie
systématisée constitutionnelle unique, fixe et héréditaire.

Parmi les cas de phobies systématisées constitutionnelles se
succédant dans la vie du sujet, nous citerons les deux suivants :

X..., cinquante ans, dégénéré héréditaire à forme hystéro-neurasthénique, a été atteint, à la puberté, de *phobie du suicide* par pendaison et

(¹) E. Régis. — Les Phobies à deux (*Sem. méd.*, 19 février 1896).

de tout ce qui s'y rattache, après avoir appris qu'un de ses oncles s'était pendu. Cette phobie a duré plusieurs années, jusqu'au moment où, sous l'influence de la vue d'une attaque d'épilepsie, elle a été remplacée par la *phobie de l'épilepsie*, qui a persisté depuis, avec des paroxysmes coïncidant avec les événements émotionnants de la vie.

X..., tailleur, vingt-cinq ans, dégénéré neurasthénique avec tic, dont la mère, très nerveuse et très impressionnable, était elle-même atteinte de phobie (claustrophobie), a présenté successivement : 1º de onze à quatorze ans, la peur de la mort subite par arrêt du cœur *(cardio-phobie); 2º* de quatorze à dix-neuf ans, la peur des grands espaces *(agoraphobie); 3º* de dix-neuf ans à aujourd'hui, la peur de ne pas trouver ses mots dans une conversation, de rester coi faute de mémoire et de paraître sot (phobie de l'amnésie verbale).

Parmi les cas enfin où il existe une phobie originelle permanente et dominante, au milieu d'autres accessoires, nous mentionnerons les suivants :

Mme X..., hystéro-neurasthénique d'origine, a été de tout temps sujette, comme sa sœur, à la *phobie des orages*. A côté de cette phobie principale, elle présente, plus ou moins marquée, suivant les moments : la phobie des araignées, des lectures émouvantes, des fenêtres ouvertes, des foules, des églises, des places désertes, de l'eau, surtout de la couleur rouge et du sang. Elle s'est trouvée mal, un jour, en tricotant un fichu rouge et n'a jamais pu voir du foie de veau cru.

Mme L..., quarante-deux ans, dégénérée héréditaire à type hystérique (somnambulisme, catalepsie, mutisme antérieurs), a un oncle original, excentrique, sujet à des manies, et une mère qui a manifesté de tout temps une horreur phobique pour tout ce qui se rapporte à la *grossesse,* à l'enfantement. Elle-même a eu dans sa vie diverses phobies, notamment la phobie du rouge *(erythrophobie),* au point qu'on a dû enlever de sa chambre toutes les tentures de cette couleur. Dans ces derniers temps, elle a éprouvé, après une suppression de menstrues, une phobie de la grossesse tellement aiguë et tellement menaçante, que force a été, après consultation mûrement pesée, de recourir à une intervention du côté de son utérus, à la suite de laquelle sa phobie s'est dissipée.

PHOBIES SYSTÉMATISÉES ACCIDENTELLES. — La variété accidentelle de phobie systématisée a des caractères cliniques différents.

Tout d'abord, elle survient chez des sujets à prédisposition héréditaire beaucoup moindre, en tout cas non dégénérative. Dépourvus d'une tare forte les exposant, comme les précédents, à succomber dès le premier choc, ces sujets traversent la puberté, le mariage et les épreuves ordinaires de la vie sans accident.

Moment étiologique. Choc. — Mais à un moment donné, entre trente et cinquante ans surtout, comme l'avait déjà remarqué Morel, mis en état d'opportunité morbide par des fatigues, du surmenage, une maladie, qui ont créé ou accentué chez eux un état névropathique, hystérique ou hystéro-neurasthénique, ils subissent un choc moral violent : c'est, très souvent, la mort d'un parent ou d'un ami; un accident grave, tel que chute de voiture, de chemin de fer, etc. ; la morsure d'un animal, le contact fortuit d'une personne atteinte d'une maladie contagieuse; une fausse couche, une attaque, une syncope, un fort vertige; la vue ou le récit d'un événement émouvant, d'un sinistre, d'un assassinat, d'une épidémie, etc. ; en un mot, tout ce qui peut produire un ébranlement émotif considérable. Quelquefois même, et cela est particulier aux cas hystériques de cette espèce, le fait causal n'est pas réel; il a eu lieu dans un rêve, dont le sujet peut n'avoir gardé aucun souvenir.

Quoi qu'il en soit, le choc émotif s'est produit, le plus souvent sans réaction extérieure violente, et à dater de ce moment ou plutôt au bout de quelques jours, apparaît une phobie, en rapport avec la cause originelle, et se traduisant par des attaques d'angoisse toutes les fois qu'une impression sensorielle quelconque ou même un souvenir, une simple association d'idées vient réveiller l'émotion initiale. Ce genre de phobies mérite bien, comme on le voit, le nom de *phobies traumatiques,* que Freud propose de lui attribuer.

Son mécanisme étiologique est cependant parfois un peu différent. La phobie systématisée peut en effet n'être qu'une sorte d'évolution de l'état obsédant à phobie diffuse ou du premier degré. Ribot [1] semble l'avoir vu très nettement lorsqu'il dit : « La crainte maladive peut être le résultat de la transformation *occasionnelle* d'un état vague, indéterminé, en une forme précise. La *panophobie* serait un stade préparatoire, une période d'indifférenciation. Le hasard, un choc brusque, lui donne une orientation et la fixe (peur d'une épidémie, des

___
[1] Th. Ribot. — *Loc. cit.*, p. 214.

microbes, de la rage, etc.). C'est le passage de l'état affectif diffus à l'état intellectualisé, c'est-à-dire concentré et incarné dans une idée fixe : travail analogue à celui du délire des persécutions, où la suspicion, d'abord vague, s'attache à un homme et ne le lâche plus. »

Pour bien préciser cette variété accidentelle de phobie systématisée, nous citerons quelques exemples :

Le plus typique assurément, en raison de la personnalité du sujet, est celui de Pascal. On sait que le génial auteur des *Pensées,* névropathe et plusieurs fois atteint dans sa vie d'accidents dans lesquels il est bien difficile de ne pas reconnaître l'hystérie, fut victime, à trente et un ans, d'un accident terrible, ses chevaux ayant failli le précipiter dans la Seine, au pont de Neuilly. Cet accident produisit sur Pascal une émotion violente. Il s'évanouit, et, revenu à lui, resta, comme dans un cauchemar, en proie à une véritable obsession anxieuse. La nuit, il se réveillait en sursaut, revivant l'affreuse scène. Le jour, il lui semblait voir un précipice s'ouvrir à ses pieds et on était alors obligé de placer une chaise à son côté gauche, pour lui masquer la vue de l'abîme et le rassurer.

Mme X..., trente ans, émotive, sujette à des crises d'anémie avec aménorrhée, a une mère très impressionnable et une sœur nerveuse, avec accidents hystériques. Il y a six mois, sa grand'mère est morte tout d'un coup devant elle, à table, en mangeant la soupe, ce qui l'émotionna très violemment. La troisième nuit, [elle commença de rêver de sa grand'mère, de sa mort, de son tombeau. Dès lors, elle fut prise de la peur obsédante de mourir tout d'un coup, comme elle. L'attaque d'angoisse survient chaque fois que la malade se met à table et elle devient tellement pénible quand elle essaie de manger de la soupe, qu'elle a dû y renoncer. Elle éprouvait alors des spasmes divers et en particulier une constriction complète du pharynx qui l'empêchait d'avaler. La grand'mère étant morte un dimanche, la phobie se montre de plus en plus intense au fur et à mesure qu'on s'approche des derniers jours de la semaine.

C... est un homme de trente-trois ans, impressionnable, dont la mère a des crises de nerfs. Un jour qu'il se faisait raser chez un coiffeur, ayant grand'faim, il se vit peu à peu pâlir dans la glace et arriva ainsi jusqu'à une défaillance quasi syncopale. A dater de ce jour, il est resté atteint d'une véritable phobie de la syncope, pour laquelle il est venu nous consulter et qui se produit par paroxysmes, dans des circonstances déterminées, notamment s'il se regarde dans une glace. A ce moment il se trouble, il a peur, il est angoissé, il se sent devenir pâle, il éprouve les mêmes phénomènes de semi-évanouissement que la première fois. La sensation est si forte qu'un jour, affolé, il a couru chez un pharmacien voisin pour vite absorber un cordial.

Mme M..., trente-deux ans, fille d'arthritiques nerveux, est elle-même arthritique et nerveuse. Il y a un an, elle éprouva un premier choc moral, résultant d'une chute de voiture. Elle se remettait à peine de cette secousse lorsque, il y a quelques mois, sa mère est morte subitement devant elle, dans un accès d'angine de poitrine. Quelques jours après, elle est prise de phobie de la mort subite et de la mort par angine de poitrine. Dans ses attaques d'angoisse, la malade éprouve exactement les symptômes de l'angine de poitrine, tels que les éprouvait sa mère. Elle accuse surtout « une griffe », une « oppression anxieuse », des « irradiations dans le bras gauche ». Et alors, elle se lamente en s'écriant : « Je vais mourir! »

Telle est, sous sa forme ordinaire, la phobie systématisée accidentelle.

Réviviscence émotionnelle. — Un caractère fréquent chez elle, spécial peut-être, en tout cas sur lequel il convient d'insister, c'est l'intensité, dans les paroxysmes angoissants, de la reproduction de la sensation première, qui en arrive à être reconstituée intégralement, soit dans la veille, soit dans le sommeil, comme en une sorte d'hallucination. Les observations précédentes, celle de Pascal, en particulier, sont très nettes à cet égard. Ce fait semble légitimer l'idée de Féré, qui fait de l'émotivité morbide une hallucination du sentiment. « Puisque l'émotivité morbide, dit-il, se produit dans les mêmes conditions que la sensibilité subjective morbide, les émotivités morbides sont donc en réalité des états affectifs extériorisés ou objectivés : ce sont des hallucinations du sentiment. L'extériorisation renforce l'émotion, provoquant des phénomènes physiques aussi intenses que s'il y avait excitation réelle du dehors; comme dans l'hallucination sensorielle. »

Cela est d'autant plus vrai, que, parfois, comme nous le verrons plus tard, la résurrection émotive s'accompagne, dans les cas de ce genre, de véritables hallucinations des sens. Tels sont, par exemple, les acarophobes, qui en arrivent à éprouver de réelles démangeaisons spécifiques.

Type intermittent et type rémittent. — Il faut distinguer, dans la phobie systématisée, constitutionnelle ou fonctionnelle, les cas où elle se manifeste exclusivement par des attaques angoissantes, avec tranquillité complète d'esprit dans l'intervalle, et ceux où, en dehors des attaques, la crainte subsiste sous forme de pensée plus ou moins obsédante.

Ces derniers sont les plus fréquents, surtout lorsque la

phobie se prolonge, et ils représentent, on le voit, un état morbide intermédiaire entre la phobie pure réduite à l'attaque d'angoisse et l'obsession intellectualisée. Nous reviendrons tout à l'heure sur ce point important de notre étude.

GROUPEMENT ET DIVISION DES PHOBIES. — Bien qu'il nous paraisse difficile et peut-être inutile de classer les phobies, si variées dans leur expression, mais au fond si semblables, nous indiquerons d'un mot les quelques tentatives de groupement dont elles ont été l'objet.

Freud [1] se borne à distinguer les *phobies traumatiques* ou par choc, relevant de l'hystérie, et les *phobies proprement dites,* comprenant : a) les *phobies communes* ou peur exagérée des choses que tout le monde abhorre ou craint un peu (nuit, solitude, mort, maladies, dangers, serpents, etc.); b) les *phobies d'occasion* (agoraphobie et autres phobies de la locomotion).

L'un de nous [2], sans prétendre à autre chose qu'à fournir un simple cadre à divisions, sépare dans les *obsessions-craintes* ou *phobies :* 1° les phobies des objets (ex. : rupophobie); 2° les phobies des lieux, éléments et maladies (ex. : agoraphobie, astrophobie, bacillophobie); 3° les phobies des êtres vivants (ex. : zoophobie, anthropophobie, gynéphobie).

M. Marrel [3], dans une thèse récente, attachant à ce groupement plus d'importance qu'il n'en mérite, le repousse comme artificiel et propose de classer les phobies, non d'après leur objet, mais d'après le trouble mental qui se produit à l'occasion de cet objet. Il adopte ainsi trois classes : 1° les phobies relatives à un trouble sensoriel : a) de la sensibilité générale, b) du toucher, c) de la vue, d) du sens musculaire, e) de l'ouïe, du goût et de l'odorat; 2° les phobies relatives à un trouble de la perception ou de l'imagination; 3° les phobies relatives à un trouble dans les idées ou les sentiments a) personnels, b) sociaux, c) impersonnels. Cette classification, il est facile de s'en rendre compte, est compliquée et purement théorique. C'est

[1] FREUD. — Obsessions et Phobies (*Rev. neurol.,* 30 janvier 1895).
[2] E. RÉGIS. — *Manuel pratique de médecine mentale,* 2e édition, 1892, p. 270.
[3] MARREL. — *Les Phobies. Essai sur la psychologie pathologique de la peur,* th. de Paris, 1895.

pourquoi et sans y voir autre chose, nous le répétons, qu'une sorte de casier clinique plus ou moins commode, nous préférons conserver, jusqu'à nouvel ordre, la division des phobies en : 1° *phobies des objets;* 2° *phobies des· lieux, éléments, maladies;* 3° *phobies des êtres vivants.*

CHAPITRE III

État obsédant avec anxiété intellectuelle ou monoïdéique (Obsession proprement dite).

Phobies et Obsessions. — L'obsession n'est souvent que la forme aggravée ou intellectualisée de la phobie. Cas de transition.

Obsessions idéatives. — Idée fixe physiologique et idée fixe pathologique. — Caractères de l'idée fixe de l'obsession : C'est une idée parasite, automatique, discordante, irrésistible. — Lutte contre l'obsession. — État de la conscience dans les crises d'obsession : dissociation, dédoublement. — Nature des idées d'obsession ; elles sont très variables. Idées d'obsession les plus fréquentes. Elles ne sont pas des idées dérivées de la vie sexuelle. Idées d'obsession vraisemblables. Idées de contraste. Idées d'obsession uniques, multiples, prédominantes, transformées. — Quelques caractères généraux des obsessions idéatives. — Obsessions constitutionnelles et accidentelles.

Obsessions impulsives. — L'obsession impulsive n'est pas une forme particulière. — Les phobies d'impulsions se rattachent-elles aux impulsions? — Les obsédés cèdent-ils souvent à leurs impulsions? Impulsions banales. Impulsions graves. — Suicide et obsession. — L'obsession impulsive est toujours précédée de pensée et de lutte. — Détente consécutive. — Obsessions inhibitoires. — Responsabilité des obsédés.

Obsessions hallucinatoires. — L'obsession peut s'accompagner d'hallucinations. — Obsession hallucinatoire et hallucination obsédante. — Cas d'obsession hallucinatoire. — L'hallucination de l'obsession est une hallucination représentative.

Moyens de défense des obsédés. — Idée générale. Division. — Moyens destinés à prévenir les accès. — Moyens destinés à combattre les accès. — Moyens destinés à atténuer ou à dissimuler les effets émotifs des accès.

Phobies et Obsessions.

La première question qui se pose ici est celle de savoir si l'obsession est souvent, comme nous le pensons, une forme aggravée ou, pour mieux dire, intellectualisée de la phobie.

Différences. — La plupart des auteurs semblent admettre sinon établir une différence importante entre la phobie et les obsessions. Quelques-uns même les séparent complètement.

Sigm. Freud [1], par exemple, divise cliniquement les états

---

[1] S. Freud. — *Loc. cit.*

obsédants en trois classes : 1° les obsessions intenses, consti-
tuées par des souvenirs, des images non altérés d'événements
importants (ex. : le cas de Pascal). Ces obsessions et phobies,
qu'on pourrait appeler *traumatiques,* se rattachent aux symptômes de l'hystérie ; 2° les obsessions vraies ; 3° les phobies.

Les obsessions vraies se composent, pour lui, de deux
choses : 1° d'une idée qui s'impose au malade ; 2° d'un état
émotif associé et variable.

L'état émotif de l'obsession est toujours justifié, mais il s'est
éternisé. Quant à l'idée concomitante, c'est une idée *substituée*
qui, par un mécanisme quelconque, a pris la place de l'idée
primitive, toujours relative à la vie sexuelle de l'individu. C'est
cette mésalliance de l'état émotif, resté le même, et de l'idée
nouvelle associée, inconciliable avec cet état émotif, qui rend
compte du caractère d'absurdité propre aux obsessions.

Exemple. — Un jeune homme, étudiant en médecine, souffrait d'une
obsession. Il se reprochait toutes les actions immorales : d'avoir tué sa
cousine, défloré sa sœur, incendié une maison, etc. Il parvint jusqu'à la
nécessité de se retourner dans la rue pour voir s'il n'avait pas encore tué
le dernier passant. *Origine de la substitution :* Il avait lu dans un livre
quasi médical que l'onanisme, auquel il était sujet, abimait la morale,
et il s'en était ému.

Autre exemple. — Une jeune fille s'était presque complètement
isolée en conséquence de la peur obsédante de l'incontinence des urines.
Elle ne pouvait plus quitter sa chambre ou recevoir une visite sans avoir
uriné plusieurs fois. Chez elle, et en repos complet, la peur n'existait
pas. *Origine de la substitution :* C'était une obsession de tentation ou
de méfiance. Elle ne se méfiait pas de sa vessie, mais de sa résistance
contre une impulsion amoureuse. L'origine de l'obsession le montrait
bien. Une fois, au théâtre, elle avait senti, à la vue d'un homme qui lui
plaisait, une envie amoureuse accompagnée (comme toujours dans la
pollution spontanée des femmes) de l'envie d'uriner. Elle fut obligée de
quitter le théâtre et, de ce moment, elle fut en proie à la peur d'avoir la
même obsession, mais l'envie d'uriner s'était substituée à l'envie amoureuse. Elle guérit complètement.

Dans la phobie, l'état émotif est toujours l'anxiété. Elle est
plus monotone et plus typique.

Le mécanisme des phobies est tout à fait différent de celui
des obsessions. Ici, plus de substitution, plus d'idée rempla-
çante, rien que l'état émotif anxieux, qui, par une sorte d'élec-
tion, a fait ressortir toutes les idées propres à devenir l'objet

d'une phobie. L'angoisse de cet état émotif des phobies, non dérivé d'un souvenir quelconque, se rattache à une névrose spéciale, la *névrose anxieuse*, de laquelle cet état émotif est le symptôme principal et qui doit être séparée de la neurasthénie, bien que confondue maintenant avec elle. Ainsi, les phobies font partie de la névrose anxieuse.

La névrose anxieuse est également d'origine sexuelle, mais ne se rattache pas à des idées tirées de la vie sexuelle. Son étiologie spécifique est l'accumulation de la tension génésique provoquée par l'abstinence ou l'*irritation génésique fruste* (formule générale pour indiquer l'effet du coït réservé, de l'impotence relative du mari, des excitations sans satisfaction des fiancés, de l'abstinence forcée, etc.).

C'est dans ces conditions, très fréquentes, surtout pour la femme, que se développe la névrose anxieuse, dont les phobies sont une manifestation typique.

Telle est la conception générale de Freud au sujet des obsessions et des phobies et les différences qu'il reconnait entre elles.

Toutefois, malgré ces différences, il convient qu'elles peuvent se combiner l'une à l'autre. « Il peut y avoir, dit-il, et c'est très fréquent, combinaison de phobie et d'obsession propre. Au début, il y avait phobie, développée comme symptôme de la névrose anxieuse. L'idée qui constitue la phobie peut être substituée par une autre idée ou plutôt par le procédé protecteur qui semblait soulager la peur. Telle cette femme qui avait commencé par la peur de devenir folle (phobie hypocondriaque assez commune chez les femmes non satisfaites par leur mari, comme elle). Pour se garantir qu'elle n'allait pas devenir folle, qu'elle jouissait de son intelligence, elle commença à se poser des questions, à s'occuper de problèmes sérieux. Cela la tranquillisait d'abord, mais avec le temps cette habitude de la spéculation se substitua à la phobie (Grübelsucht). Pourquoi faut-il respirer? Si je ne voulais pas respirer? »

Freud montre déjà là, par un exemple, que la phobie proprement dite peut tourner à l'obsession, c'est-à-dire s'accompagner d'idée fixe. Mais le fait est bien plus fréquent qu'il ne le croit.

L'obsession n'est souvent que la forme aggravée ou intellec-

tualisée de la phobie. Cas de transition. — Entre la phobie systématisée et l'obsession, il n'y a pas, à notre avis, si loin qu'on le croit généralement. Il y a si peu loin qu'en consultant l'ensemble de nos observations, nous nous sommes trouvés souvent embarrassés pour distinguer s'il s'agissait de phobies ou d'obsessions. Que faut-il, en effet, pour que la phobie systématisée tourne à l'obsession? Il faut simplement que cette phobie, au lieu de se manifester par des crises d'angoisse intermittentes, avec calme complet dans l'intervalle, préoccupe plus ou moins, dans l'interparoxysme, l'esprit du sujet, ce qui arrive dans la majorité des cas. Et c'est ainsi que, par une pente toute naturelle, la monophobie tend peu à peu vers le monoïdéisme, et qu'on a si souvent affaire, dans la pratique, non à des phobies systématisées pures, mais à des cas intermédiaires ou de transition entre la phobie et l'obsession.

Prenons pour exemple l'*éreuthophobie,* que nous avons particulièrement étudiée. Le plus souvent, voici comment les choses se passent. Un jeune prédisposé a rougi dans une circonstance plus particulièrement pénible. Il a eu là son choc moral, son traumatisme. A partir de ce moment, dans des conditions déterminées, notamment dans la même circonstance, devant les mêmes individus, le même phénomène de rougeur émotive se reproduit, de plus en plus pénible au fur et à mesure qu'il devient plus redouté. Ce n'est encore là que de la phobie systématisée, à manifestations purement intermittentes. Mais peu à peu la préoccupation de cette infirmité envahit l'esprit du sujet, le domine, l'inquiète, si bien qu'au seul souvenir d'une crise de rougeur, il en arrive à rougir. Dès lors, il y pense toujours, il y pense sans cesse : une idée fixe s'est greffée sur le phénomène émotionnel, la phobie est devenue obsession.

L'obsession n'est donc souvent qu'une phobie ayant perdu son caractère de simple trouble émotif pour prendre, par le fait même de son évolution, celui de trouble à la fois émotif et intellectuel.

Au reste, dans les cas mêmes où l'obsession survient d'emblée, sans avoir passé au préalable par une phase exclusivement phobique, les symptômes caractéristiques de l'angoisse se retrouvent toujours, à un degré quelconque.

Ce qu'on peut dire, au moins en thèse générale, c'est que plus l'obsession tend à s'intellectualiser, plus son substratum émotif s'atténue.

Il se produit là, semble-t-il, ce qui se produit toutes les fois qu'un instinct, une émotion vient à passer dans la sphère mentale. Th. Ribot [1], après avoir montré qu'il en est ainsi pour la tendance sexuelle, qui de physiologique peut devenir psycho-physiologique, enfin purement intellectuelle, dit : « Ces formes subtiles et raffinées que les intellectualistes tiennent pour supérieures, ne sont en réalité qu'un appauvrissement dans l'ordre affectif. Au reste, elles sont rares et, sauf quelques exceptions, sans efficacité ; car c'est une règle que tout sentiment perd de sa force dans la mesure où il s'intellectualise ; et c'est une source inépuisable d'illusions et d'erreurs, dans la pratique, que la foi aveugle dans la puissance des idées. »

Que l'obsession soit consécutive à une phobie dont elle n'est qu'une aggravation, un degré de plus, ou qu'elle se manifeste d'emblée sous forme d'obsession, elle est en somme formée par l'adjonction aux phénomènes émotionnels de la phobie simple, d'un élément intellectuel, d'une idée fixe.

Il est d'usage de séparer, dans l'obsession, l'idée fixe simple et l'idée impulsive. Bien qu'au fond de toute idée il y ait un élément moteur, et que les idées obsédantes soient de véritables « impulsions intellectuelles » (Ball), nous envisagerons séparément les obsessions idéatives et les obsessions impulsives. Nous dirons aussi quelques mots à part des hallucinations dans les obsessions.

Obsessions idéatives.

Le substratum émotionnel de l'obsession nous étant connu, puisqu'il est le même, à l'intensité près, que celui de la phobie, nous n'avons à nous occuper ici que de l'élément intellectuel, de l'idée fixe.

IDÉE FIXE PHYSIOLOGIQUE ET IDÉE FIXE PATHOLOGIQUE. — L'idée fixe est physiologiquement, comme dit Ribot, l'hypertrophie,

---

[1] TH. RIBOT. — *Loc. cit.*, p. 19.

la forme quasi tétanique de l'attention. C'est ainsi qu'elle se présente chez les compositeurs, les savants, dont elle domine l'esprit à l'exclusion de toute autre manifestation d'activité psychique. Bien que le sujet puisse être entièrement absorbé par cette idée, comme dans le cas si connu d'Archimède, elle n'est pas pour cela pathologique.

De même qu'en ce qui concerne l'émotivité, la limite et les caractères différentiels entre l'idée fixe physiologique et l'idée fixe pathologique ne sont pas faciles à préciser. On peut cependant indiquer certains éléments de distinction. L'idée fixe physiologique est *voulue,* parfois même *cherchée,* en tout cas *acceptée* et non *douloureuse*, et elle ne rompt en rien, par son intervention, l'*unité* psychique de l'individu.

Il est des cas assurément, surtout chez certains travailleurs qui sont plutôt possédés par l'élaboration de leur œuvre que maîtres de la diriger, de la quitter et de la reprendre à leur gré, où une conception artistique ou scientifique arrive à poursuivre l'esprit, à s'imposer à lui, en provoquant même de la souffrance. C'est évidemment presque déjà de l'obsession, mais une obsession qui, à l'origine, a été voulue et n'est devenue involontaire que par sa persistance.

Pour M. Séglas, la différence entre l'obsédé et le travailleur absorbé est aussi dans ce fait que l'attention, chez le travailleur, est fixée volontairement, tandis que chez l'obsédé elle est spontanée, automatique, et s'impose à la conscience qu'elle envahit par une sorte d'effraction de la volonté.

CARACTÈRES DE L'IDÉE D'OBSESSION. — Le caractère principal de l'idée fixe pathologique — nous parlons de l'idée fixe jugée telle, car l'idée fixe méconnue est une idée délirante dont nous n'avons pas à nous occuper ici — est donc d'être involontaire et en désaccord avec le cours régulier des pensées.

L'individu que poursuit un nom, un mot, un refrain, présente à ce point de vue un rudiment d'obsession, parce que le souvenir qui s'impose à lui est involontaire, automatique, et tend à dissocier son activité psychique normale en se substituant à elle. Mais ce n'est qu'un rudiment d'obsession parce qu'il lui suffit d'un effort de volonté plus ou moins intense pour chasser cet hôte importun.

C'est une idée parasite, automatique, discordante, irrésis-
tible. — La plupart des auteurs ont insisté sur ce caractère
essentiel de l'idée fixe d'obsession. Köpper (¹) la considère
comme paraissant née hors de notre cerveau. Séglas (²) dit :
« L'obsession n'est, en résumé, qu'un état particulier de la
désagrégation psychologique, une sorte de dédoublement de
conscience. »

Dans l'harmonie polyidéique qui constitue le fonctionnement
normal de notre intelligence, l'émotivité pathologique cherche
à jeter, ainsi que nous l'avons vu, une note, toujours la même.
Cette note, introduite ainsi dans le concert intellectuel, devient
une étrangère, une intruse, qui sollicite notre attention. De
sorte qu'en dehors des concepts réguliers qui se déroulent
normalement dans notre esprit, une idée discordante tend à se
faire jour et, s'hypertrophiant de plus en plus, en arrive à
s'imposer et même à dominer les autres ; d'où cette tendance
à la dissociation ou dédoublement psychique constatée par tous
dans l'obsession.

Et ce qui prouve bien qu'il en est ainsi, c'est que, dans certaines formes chroniques et incurables de l'obsession, au fur
et à mesure que l'idée fixe s'ancre dans le cerveau, le dédoublement s'accentue. Il est même des cas où le dédoublement
étant en quelque sorte complet, l'obsession a créé chez le sujet
une seconde vie à part, automatique, à côté de la vie intellectuelle proprement dite. Une malade de M. Séglas, atteinte
depuis vingt-cinq ans d'obsession à forme constitutionnelle, s'exprime ainsi à son sujet : « Je me fais l'effet d'être *double,* je me
sens comme *deux* pensées se combattant ; une qui est bien la
mienne, qui cherche à raisonner, mais sans succès ; une autre
qui me serait en quelque sorte imposée et que je subis toujours. Dans tout cela, je finis par ne plus me reconnaître, mes
idées s'embrouillent et je ne puis plus démêler le vrai du
faux (³). » On ne saurait mieux traduire l'état psychique dans
l'obsession.

L'idée fixe de l'obsession est donc une idée *parasite,* une
idée étrangère, s'introduisant spontanément dans le champ

(¹) Köpper. — *Allg. Zeits. f. Psych,* Bd LI, H. 5, 1895.
(²) Séglas. — *Loc. cit.,* p. 121.
(³) Séglas. — *Loc. cit.,* p. 124.

de la conscience et se mettant à la traverse du cours régulier des opérations mentales. Voilà son caractère fondamental.

Cette idée est aussi, comme le disent les auteurs, *irrésistible*. Cela veut dire non pas que la volonté n'a aucune action sur elle, est impuissante à la chasser, mais qu'elle naît et s'établit de force, sans que le sujet ait à intervenir dans sa production. Elle est irrésistible, comme le remarque Mickle, à la façon de l'idée suggérée qui s'impose aux hypnotisés bien que venant du dehors, rétrécissant et monoïdéisant à son profit l'activité mentale.

LUTTE CONTRE L'OBSESSION. — Mais cela n'empêche pas la *lutte*, au contraire. Car, qui dit obsession, dit lutte. Ce qui différencie essentiellement, en effet, au point de vue de l'idée, l'obsession du délire, c'est que, dans le premier état, la conscience se révolte contre l'invasion de la puissance étrangère qui tend à l'envahir et fait appel à la volonté pour la refouler; tandis que, dans le second, l'idée délirante peut être pénible, suivant sa teneur, mais elle n'est pas un élément hétérogène, elle s'identifie à l'esprit par qui elle est acceptée dès lors, avec toutes ses déductions.

C'est cette révolte de l'individu contre l'idée parasite et son effort constant pour s'y soustraire qui a pu faire considérer l'obsession, au point de vue psychologique, comme une maladie de la volonté.

Il n'est pas absolument vrai de dire, comme on le croit généralement, que la volonté chez les obsédés est très amoindrie. Beaucoup, en effet, sont susceptibles de donner des preuves d'une énergie peu commune et c'est très réellement qu'ils combattent leur idée fixe.

Ils ne parviennent que rarement, il est vrai, à la repousser, mais cela ne prouve pas qu'ils n'aient pas déployé, pour y parvenir, un véritable effort. Cela prouve seulement que la tâche était au-dessus de leurs forces. On s'explique aisément d'ailleurs que la volonté la plus ferme ne puisse vaincre une obsession en l'attaquant ouvertement, en la combattant corps à corps. Le plus clair résultat de cette lutte, c'est en effet de concentrer davantage l'attention sur l'idée à chasser, par suite de la faire pénétrer plus profondément dans l'esprit.

Comme dit Séglas [1], « toute idée que l'on discute tend, par ce fait même, à devenir plus nette dans la conscience, c'est-à-dire à accaparer un plus grand nombre d'éléments psychiques ». C'est ce que traduisent les malades quand ils disent que plus ils font effort pour chasser l'idée obsédante, plus elle s'impose tyranniquement à eux.

Il ne faut donc pas s'étonner si les obsédés ne parviennent que rarement à se débarrasser de leur idée fixe. Cela vient peut-être de l'insuffisance de leur volonté, de leur aboulie, mais cela vient surtout de ce que la volonté ne sert de rien dans ces conditions : l'idée obsédante étant un de ces ennemis dont on ne fait qu'accroître la force et l'audace en les combattant directement, ou plutôt un de ces coins qu'on ne fait qu'enfoncer plus profondément dans le cerveau, en frappant dessus.

On s'explique très bien, d'après cela, comment la lutte augmente d'autant les phénomènes d'émotivité pénible et comment à l'anxiété, à l'angoisse de se sentir envahi par une idée étrangère, se joint l'anxiété, l'angoisse de ne pouvoir la chasser. Il y a ainsi une double anxiété chez l'obsédé : une anxiété primitive, origine même de l'obsession et une anxiété secondaire, celle qu'on appelle concomitante, résultant du conflit douloureux de la volonté contre cette idée.

On s'explique également très bien comment les obsédés, pour se débarrasser de leur sujétion, sont naturellement amenés à tourner la difficulté et à user d'une série d'artifices ingénieux, ruses de guerre contre un adversaire plus fort, que nous étudierons plus loin avec quelques détails, en raison de leur intérêt, sous le nom de *moyens de défense* des obsédés.

Nous venons de voir que l'idée fixe, dans l'obsession, était une idée *parasite, irrésistible,* et que, s'imposant à la volonté révoltée, elle entraînait de la part de celle-ci une *lutte* qui ne faisait, le plus souvent, qu'accentuer l'*angoisse*.

Il nous faut maintenant dire un mot de l'état de *conscience* durant ces manifestations.

ÉTAT DE LA CONSCIENCE DANS LES CRISES D'OBSESSION : DISSO-CIATION, DÉDOUBLEMENT. — Un des caractères le plus ancienne-

[1] SÉGLAS. — *Loc. cit.,* p. 123.

ment et le plus généralement attribués à l'obsession, c'est d'être *consciente* et c'est pour ce motif qu'elle a été tout d'abord rangée et décrite dans les folies dites avec conscience.

Toutefois, M. Séglas[1] s'élève contre cette opinion, au moins dans sa forme radicale, absolue. Il admet volontiers, et encore avec certaines réserves, que la conscience est complètement conservée *avant* et *après* le paroxysme de l'obsession, mais non *pendant*. « Qu'en dehors de la crise obsédante, les malades aient conscience, se rendent compte de la nature maladive de leurs impulsions et des conséquences qu'elles peuvent avoir, c'est généralement vrai; mais c'est tout. Et lorsqu'on parle de la conservation de la conscience *pendant* la crise d'obsession, je ne crois pas qu'on puisse entendre par là que les obsédés aient la notion complète de tous les éléments psychiques constituant à ce moment leur personnalité individuelle, en un mot qu'ils conservent leur conscience *personnelle*. C'est plutôt le contraire qui existe, de par la présence même de l'idée obsédante, constituée par un groupement de certains phénomènes psychiques, une synthèse secondaire qui, loin de s'assimiler à la synthèse principale représentant la conscience personnelle, entre en lutte avec elle et même avec assez d'avantages pour l'obnubiler toujours, l'effacer même parfois tout à fait pendant un instant, soit que le malade cède à son idée, soit que celle-ci revête une forme particulière. »

Et à l'appui, M. Séglas cite un certain nombre de cas dans lesquels les malades présentaient une altération plus ou moins grave de la conscience, depuis ceux qui ne distinguent plus s'ils ont ou non exécuté ce qu'ils redoutent jusqu'à ceux, comme la femme citée plus haut, dont la personnalité est perdue ou dédoublée.

L'un d'eux, un agoraphobe, s'exprime ainsi : « Au bout de quelques pas, il me semble que je me dédouble. Je perds la conscience *(sic)* de mon corps qui est comme en avant de moi. Je marche, j'ai bien conscience que je *dois* marcher, mais je n'ai pas conscience de ma propre identité, que c'est bien moi qui marche. Je fais des efforts pour me prouver que c'est bien

---

[1] SÉGLAS. — *Loc. cit.*, p. 139-147.

moi et souvent il me faut interpeller un passant, entrer dans un magasin pour parler, demander quelque chose, afin de me donner une nouvelle preuve que je suis réellement bien moi. »

Un autre, « un enfant d'une douzaine d'années, atteint d'obsession à forme constitutionnelle, notamment d'obsession du doute et du toucher, offre des phénomènes analogues. » Parfois, en se promenant, comme il restait en arrière de son précepteur, celui-ci le rappelait vers lui. L'enfant accourait aussitôt; et après l'avoir rejoint, tout à coup il s'écriait qu'on l'avait abandonné, laissé en arrière, qu'il fallait retourner le chercher, qu'il était perdu. Et il fallait longtemps au précepteur stupéfait pour le rassurer, lui persuader qu'il n'en était rien et que cet abandon n'avait jamais eu lieu. Une autre fois, voyant passer une voiture cellulaire, il aperçut le garde municipal à la lucarne. La voiture passée, le voilà pris soudain d'une grande peur, craignant d'avoir été emmené par le garde qui l'aurait regardé en passant.

Un dernier malade enfin, lorsqu'il va dans une direction déterminée, s'aperçoit au bout d'un assez long chemin « qu'il a marché automatiquement sans avoir pu saisir la transition première de la marche voulue à la marche automatique ». Le voilà alors pris d'angoisse : « Je me dis tout à coup, raconte-t-il : Mais est-ce que c'est bien moi qui suis ici? Est-ce bien moi qui marche? Et alors je fais des efforts inouïs d'appliquer *ma conscience à cette inconscience (sic)* pour me rendre bien compte que je fais les mouvements de la marche. Si bien qu'à un moment, pendant cette sorte de crise, avant la certitude absolue, *je suis conscient d'un côté que je suis inconscient de l'autre* » *(sic)*.

D'où M. Séglas conclut que la conservation de la conscience dans l'obsession est toute relative; que l'obsession implique une synthèse psychique secondaire, automatique, à côté de la principale, c'est-à-dire un commencement de désagrégation, de dissociation du moi.

Il est certain qu'en principe M. Séglas a raison et on doit lui savoir gré d'avoir, avec M. P. Janet, appelé l'attention sur ces phénomènes d'altération de la personnalité dans l'obsession. Mais la question est délicate et prête à la discussion. Tout d'abord, les faits rapportés par M. Séglas sont des faits d'une catégorie spéciale, appartenant à l'automatisme psychique au moins autant qu'à l'obsession. Les malades qui se dédoublent au point de se voir en avant d'eux-mêmes ou de se croire ailleurs, ont autre chose que de l'obsession simple. Ils éprouvent un phénomène analogue à certains états de dualité hystérique ou encore à ces rêves dans lesquels le dormeur, se scindant en deux, se voit rêver.

D'ailleurs, tout dépend de ce que l'on entend par *conscience*. Si on l'entend, avec M. Séglas et M. P. Janet, au point de vue psychologique comme la notion de l'unité de l'être, assurément la conscience n'est pas absolue dans la crise d'obsession qui est une tendance à la dissociation personnelle. Mais si on entend le mot conscience au point de vue clinique, en tant que perception exacte des phénomènes psychiques éprouvés, il est évident que sauf de très rares exceptions, la conscience est conservée dans l'obsession. Les faits connus de tous, dans lesquels les malades s'observent et s'étudient en pleine crise, ne peuvent laisser aucun doute à cet égard et nous savons qu'ils sont d'accord pour accuser cette sensation de dédoublement, de deux forces contraires agissant sur eux, qui est bien la dominante de leur état mental à ce moment. Or, s'ils constatent ce dédoublement, s'ils l'analysent si correctement et si finement, c'est qu'ils en ont *conscience,* ou alors les mots perdent leur valeur.

Les exemples sont des plus communs. Nous citerons seulement les suivants :

Mme L..., trente-quatre ans, est atteinte de neurasthénie constitutionnelle avec stigmates. Elle présente une obsession génito-urinaire angoissante et chronique accompagnée de sensation de cuisson au clitoris et au méat. Le symptôme principal de son obsession est la crainte d'être obligée de regarder les organes sexuels des hommes, femmes, animaux qu'elle rencontre, d'y porter les yeux malgré elle. Cela la torture au plus haut point, parce que c'est tout à fait contraire à ses sentiments, à sa pudeur, à sa frigidité génésique. Parfois l'obsession est telle, qu'elle est obligée de céder et de regarder. Sa pensée est toujours portée là-dessus et avec une telle intensité qu'elle a l'évocation comme hallucinatoire de scènes lubriques avec organes sexuels, surtout mâles, accouplements, etc. Elle cherche en vain à penser à autre chose. « C'est alors, dit-elle, une idée qui se lutte l'une contre l'autre. L'idée qui s'impose et l'idée que je m'impose combattent entre elles. J'ai dans le cerveau le pour et le contre. »

M. G... est un dégénéré neurasthénique, avec antécédents alcooliques, atteint d'obsession du doute relative à son existence réelle. Il a bien la notion de sa vie corporelle, mais il ne peut arriver entièrement à la certitude de sa vie mentale et passe son temps à la poursuivre anxieusement. A l'affût de toutes ses impressions sensorielles, de toutes ses perceptions, de toutes ses idées, il les analyse, les tourne et les retourne en tous sens, afin d'aboutir à cette conclusion libératrice : « Je pense, donc je suis. » Mais il a beau accumuler les raisonnements et les preuves, chaque fois une objection surgit dans son esprit, qui demeure hésitant et angoissé de doute, et il ne peut s'assurer qu'il existe, puisqu'il ne peut se prouver qu'il pense. C'est à ce point que la nuit, il va jusqu'à réveiller sa sœur pour lui demander si elle croit qu'il existe. L'état psychique du sujet, même dans les paroxysmes, est analysé par lui de la façon la plus lucide et la plus subtile, si bien que rien n'est plus piquant que cette obsession pour ainsi dire cartésienne, de la part d'un individu qui n'a pas lu Descartes.

M. D..., quarante-six ans, est un lettré philosophe des plus distingués qui nous a écrit des pages pleines d'intérêt sur son état psychique, sorte d'obsession chronique de la timidité, se traduisant surtout par la peur anxieuse de s'arrêter court au milieu de ses phrases ou de ne pouvoir prendre une attitude aimable dans ses rapports de société. « Dire bonjour à quelqu'un, écrit-il, et lui serrer la main en le quittant m'occasionnaient de véritables angoisses. » — « Qu'est-ce que la personne à qui je dois serrer la main avec un sourire aimable penserait de moi, si ce sourire n'était pas aimable, si je ne pouvais pas sourire? » — Cette réflexion devint une véritable obsession. Durant des heures, des jours entiers, je pensais avec angoisse au moment où je devais dire adieu à quelqu'un. J'inventai mille moyens pour dissimuler mon état. Par exemple, je buvais avant de faire des visites, je prétextais un mal de dents ou je montais en courant l'escalier de façon à être essoufflé. Mais, pour peu qu'il fallût attendre, l'essoufflement était parti; j'étais alors doublement gêné et l'on me regardait d'un air surpris ou blessé. Car je ne pouvais sourire. J'avais beau étudier un sourire artificiel devant la glace comme les acteurs, au moment décisif, il ratait. Ma figure se contractait légèrement, les coins de la bouche s'abaissaient, je me sentais ridicule, et après, j'étais attristé pendant des heures et des jours.....
« Lire, dans les journaux, que Guillaume ou le Président de la République ont dû, en recevant leurs invités, sourire 500 ou 1,000 fois, m'occasionne quelquefois une véritable angoisse. J'accomplirais bien plus facilement les travaux d'Hercule que cela. Ils sont reçus par des députations innombrables, tous les regards se fixent sur eux, observent leurs moindres mouvements et ils sourient, ils parlent, ils plaisantent, ils s'amusent quand même. De quelle pâte sont-ils donc faits? Voilà ce que je me disais et ce que je me dis encore, mais autrefois bien plus souvent que maintenant où je suis résigné à garder mon mal (qui me paraît moins terrible et partant a diminué), jusqu'à la tombe. »

Et le malade insiste beaucoup, dans tous ses écrits, sur ce fait que, dans son obsession, il se sent tiraillé en sens contraire par deux idées, deux forces opposées qu'il appelle la *volonté* et la *contre-volonté*. Il a même constaté qu'à ce moment il avait de véritables objectivations hallucinatoires, sur lesquelles nous reviendrons plus loin.

Il nous semble impossible de contester que des malades qui s'expriment d'une façon aussi nette et aussi précise sur les phénomènes de leur crise obsédante en aient la pleine et entière conscience.

Il est des cas cependant, et M. Séglas a eu raison de les bien mettre en lumière, où les obsédés n'ont plus une notion exacte de ce qui se passe dans leur accès. Il s'agit surtout, dans ces cas, d'obsession à forme intellectuelle et particulièrement de *doute*. Tel sujet, par exemple, hanté par la peur de tuer quelqu'un, de commettre un vol, un attentat à la pudeur, finira par ne plus s'y reconnaître et par ne plus savoir s'il a exécuté ou non l'acte redouté. Mais, même dans ces cas, la conscience n'est pas, semble-t-il, sérieusement entamée, car derrière ce doute il reste encore une analyse et une appréciation très judicieuses de l'état psychique.

NATURE DES IDÉES D'OBSESSION. ELLES SONT TRÈS VARIABLES. Les idées qui constituent l'élément intellectuel de l'obsession sont éminemment variables. Nous avons relevé dans nos deux cent cinquante observations toutes celles qui existaient d'une façon nette, et nous avons trouvé parmi les principales : l'obsession de la folie, de la gale, de la syphilis, du cancer, de l'attaque d'apoplexie, de la mort subite, du ramollissement, de la paralysie générale, d'un corps étranger dans l'oreille, des microbes, du contact des médecins, d'une maladie de cœur, de la blennorragie, de la rage, du vertige, de l'aphasie, de l'amnésie verbale, de l'ataxie, de l'évanouissement, de la grossesse, des enfants monstres, etc., etc.; l'obsession des objets pointus, du suicide, de l'homicide, du vol, de boire ou d'être soupçonné de boire, de dire ou d'écrire des choses compromettantes, d'avaler des épingles ou d'en laisser tomber dans les aliments des autres, de semer des morceaux de verre cassé, de tromper son mari, de se livrer ou de s'être livrée à d'autres, de la sexualité sous toutes ses formes, de la contamination par les excréments, les poussières, les saletés, des animaux, en particulier des araignées, des mouches, des chiens, des serpents; l'obsession de rougir, de rester seul, de la foule, du vent, des orages, d'un cataclysme, du pétrole, de l'huile, du sang, etc.; l'obsession religieuse et scrupuleuse avec ses infinies variétés (idée anxieuse de ne pas toucher une personne ou une chose ayant été en contact avec l'hostie sainte, en particulier les prêtres et tous ceux qui communient, de peur d'une souillure morale, et obligation de se laver constamment les mains, comme dans l'obsession de la contamination physique); l'obsession du doute, de l'indécision, du point d'interrogation perpétuel relatif à toutes choses; l'obsession jalouse, l'obsession amoureuse, etc., etc.

On voit, d'après cette énumération, que tout peut fournir matière à obsession, et nous ne pouvons que répéter à cet égard, avec l'un de nous, qu'« il existe autant de variétés d'obsessions qu'il peut naître de pensées dans le cerveau humain ».

Idées d'obsession les plus fréquentes. — Il est facile de constater, cependant, que dans le nombre, il est des idées d'obsession qui s'imposent plus fréquemment à l'esprit. De toutes, ce sont incontestablement, à notre avis, celles qui ont trait à la santé et à l'existence. Viennent ensuite celles relatives à la peur de mal faire à tous les points de vue, moral, religieux, social, etc.; celles relatives à la peur d'un événement, d'un objet, d'un animal; enfin, celles relatives à un doute ou à un sentiment quelconques.

Elles ne sont pas des idées dérivées de la vie sexuelle. — On sait que pour Freud ([1]), l'idée liée à l'obsession n'est qu'une idée substituée, c'est-à-dire dérivée d'une idée primitive qui est toujours de nature sexuelle. Souvent, en effet, l'idée en présence de laquelle on se trouve n'est pas la traduction exacte du choc émotionnel primitif et, parfois même, elle ne paraît avoir aucun lien direct avec lui. Mais c'est là tout ce qu'il y a de vrai dans la théorie de Freud, car, malgré nos recherches, nous avons rarement rencontré à l'origine de l'obsession ce point de départ sexuel qu'il considère comme

([1]) FREUD. — *Loc. cit.*

obligé. L'impression émotive d'où naît l'obsession peut être quelconque; il suffit qu'elle ait ébranlé assez fortement le cerveau d'un prédisposé. Quant à l'idée substituée qui compose ultérieurement l'obsession, elle se rattache d'habitude, malgré les apparences, à cette impression, par un mécanisme variable, presque toujours par voie de conséquence, de déduction logique ou de généralisation. Dans l'observation si connue du suisse d'église, de Morel, le malade avait l'obsession de sa hallebarde, qu'il n'osait toucher. Le point de départ de cette obsession était une chute qu'il avait failli faire longtemps auparavant un couteau à la main. La peur des couteaux, qui s'en était suivie, avait peu à peu amené la peur de la hallebarde. Legrand du Saulle a cité, d'après M. Blanche, l'observation d'une jeune fille qui, à la suite d'une frayeur causée par un violent orage, croyait voir partout du phosphore. Elle passait des journées à se brosser sans cesse et évitait tout contact.

Une de nos malades ne peut ni manger ni voir de la salade. Cela se rattache à l'émotion qu'elle éprouva à la suite de l'incendie de la rade de Bordeaux par un navire chargé de pétrole. Elle eut en effet, après cela, l'obsession phobique du pétrole et des lampes, puis de l'huile, et enfin des mets qui se mangent avec de l'huile.

On pourrait citer nombre d'exemples de ce genre montrant très nettement le lien déductif qui joint le choc émotionnel causal à toutes les idées obsédantes consécutives, pour si éloignées qu'elles en paraissent. Nous aurons, du reste, occasion de revenir sur ce point en parlant de l'étiologie. Nous tenions surtout à constater ici que, contrairement à l'opinion de Freud, la vie sexuelle n'est pas, tant s'en faut, la source constante des obsessions.

Idées obsédantes vraisemblables. Idées de contraste. — Les idées obsédantes ne sont pas généralement des idées absurdes, impossibles; parfois même, elles sont vraisemblables et n'ont de morbide que leur grossissement, leur domination, leur persistance.

Elles peuvent présenter, cependant, un caractère particulier, auquel certains auteurs ont donné le nom de *contraste*. C'est lorsqu'elles se trouvent en contradiction complète avec les tendances du sujet. Le plus souvent il s'agit d'obsessions de forme religieuse. Les malades veulent prier, faire une oraison : il leur vient un blasphème, une impiété, un sacrilège, une injure grossière à la pensée ou à la bouche (manie blasphématoire de Verga). « En faisant les prières, dit Krafft-Ebing [1], surgissent des conceptions de contraste : on voit « maudit » au lieu de « béni », « enfer » au lieu de « ciel », « wilde Sau » (sanglier sauvage) au lieu de « liebe Frau » (Notre Dame) et cela revient avec persistance toutes les fois qu'on essaie de redire le passage de la prière ». Une malade, dont l'un de nous a déjà fait mention, toutes les fois qu'elle se trouve en présence d'un objet de piété, surtout d'un christ, au lieu de : « Je vous ai au cœur » qu'elle veut penser, pense : « Je vous ai au c... » Une de nos malades, jeune fille de treize ans, toutes les fois qu'elle veut prier, est assaillie par des pensées de ce genre : « Dieu ressemble à un âne », « Dieu, bête comme une oie ». — Une autre jeune fille de seize ans est également obsédée, au moment de sa prière, par une idée impure, avec représentation visuelle d'un derrière, de la *nature* d'un homme, et tendance à dire, au lieu de : « Mon Dieu ! je n'adore que vous ! » « J'adore ça. »

D'autres fois,, les sujets sont poussés à se contredire, à dire juste le contraire de ce qu'ils pensent ou de ce qu'ils voudraient. Raggi [2] et Séglas [3] en rapportent chacun un curieux exemple. Nous ferons remarquer qu'on trouve un rudiment de cette particularité, en dehors de toute obsession proprement dite, chez beaucoup de neurasthéniques qui, comme le remarque justement Löwenfeld [4], se plaignent de ne plus trouver leurs mots, de dire dans la conversation le mot opposé à celui qu'ils veulent et qui y voient avec appréhension l'indice d'un affaiblissement mental.

Idées obsédantes uniques, multiples, prédominantes et transformées. — L'idée obsédante, nous l'avons vu, peut se modifier et se transformer par une série d'évolutions successives. Ainsi que nous l'avons déjà dit à propos de la phobie systématisée,

---

[1] KRAFFT-EBING. — *Traité clinique de Psychiatrie*, p. 543.
[2] RAGGI. — *Archivio italiano per le malattie nervose*, 1887.
[3] SÉGLAS. — *Loc. cit.*, p. 129.
[4] LÖWENFELD. — *Die Neurasthenie*. Wiesbaden, 1894.

elle est rarement unique. Le plus souvent, plusieurs idées obsédantes coexistent soit similaires, soit dissemblables, l'une d'elles étant plus ou moins prédominante.

QUELQUES CARACTÈRES GÉNÉRAUX DES OBSESSIONS IDÉATIVES. Les éléments morbides que nous venons d'étudier peuvent se grouper en proportions et dans des conditions variables suivant les cas, de façon à donner au syndrome obsession une physionomie différente. Il existe cependant quelques caractères d'ensemble sinon constants, au moins habituels.

D'une façon générale, les obsédés sont pris le matin, dès leur *réveil,* et ce passage de la vie onirique, accompagné le plus souvent de l'oubli momentané de leur torture morale, à la vie réelle qui la fait réapparaître instantanément, est chez beaucoup, comme chez nombre de neurasthéniques, le plus mauvais moment de la journée. D'autres au contraire, dans un état supportable durant le jour, sont pris tous les *soirs,* à la tombée de la nuit, de paroxysmes angoissants.

Le *sommeil* est plus ou moins bon. Tantôt, l'obsession n'a aucune répercussion sur lui ; d'autres fois elle a également lieu dans le *rêve,* soit qu'elle en tire son origine, soit qu'elle s'alimente et se renforce simplement en lui. Cette action du rêve sur l'obsession et l'idée fixe s'exerce surtout chez les *hystériques,* sans qu'ils en aient souvent conscience à l'état de veille.

L'obsession se manifeste habituellement sous forme *paroxystique* et il est rare qu'elle soit tout à fait continue. En tout cas, dans l'intervalle des crises et même durant les crises, lorsqu'elles ne sont pas trop intenses, les sujets peuvent continuer de se livrer aux travaux de leur profession.

D'habitude, ils *cachent* leur état d'âme et se concentrent en eux-mêmes, évitant d'en parler jusqu'à leurs plus proches. Ce n'est que lorsqu'ils sont à bout de lutter ou trop tourmentés qu'ils vont s'ouvrir au médecin, puisant dans cette confession, comme les neurasthéniques, un soulagement momentané.

OBSESSIONS IDÉATIVES CONSTITUTIONNELLES ET ACCIDENTELLES. — L'obsession se présente également, comme la phobie, sous un aspect sensiblement différent suivant qu'elle appartient à la série constitutionnelle ou à la série accidentelle.

Ainsi que nous le verrons ultérieurement, l'hérédité chargée, la précocité, la prédominance d'emblée de l'élément intellectuel, l'allure rémittente ou continue, la chronicité avec multiplicité ou modifications possibles de l'idée obsédante, appartiennent au type constitutionnel. L'hérédité moindre, surtout au point de vue vésanique, le début plus tardif, la prépondérance de la cause occasionnelle, la précession d'une phase de phobie, la persistance, à un degré marqué, des phénomènes émotionnels, l'allure toujours paroxystique, l'envahissement moindre de l'obsession, enfin sa curabilité plus grande appartiennent au type accidentel.

Obsessions impulsives.

L'OBSESSION IMPULSIVE N'EST PAS UNE FORME PARTICULIÈRE. Au point de vue psychologique, l'existence d'une forme d'obsession particulière, caractérisée par des impulsions, ne saurait être admise, toute idée, nous l'avons vu, étant un mouvement en germe et toute obsession idéative étant elle-même, en somme, une impulsion intellectuelle. Au point de vue nosologique, l'obsession impulsive n'existe pas non plus en tant que variété à part, car ses symptômes ne sont pas essentiellement différents de ceux que nous venons d'examiner. Toutefois, la question des obsessions impulsives soulève certaines particularités cliniques et surtout médico-légales dont nous devons dire quelques mots.

LES PHOBIES D'IMPULSIONS SE RATTACHENT-ELLES AUX IMPULSIONS? — Et d'abord, il est un point qui nous paraît assez important à résoudre. Chaque obsession impulsive, on le sait, a sa contre-partie dans la peur obsédante de cette impulsion : onomatomanie-onomatophobie, pyromanie-pyrophobie, kleptomanie-kleptophobie, nécromanie-nécrophobie, impulsion au suicide-phobie du suicide, etc.

Or, la question est de savoir si les obsessions caractérisées par la phobie d'un acte, c'est-à-dire par une répulsion anxieuse pour cet acte, sont des obsessions purement intellectuelles et émotives ou si elles ont quelque rapport avec les obsessions impulsives.

Théoriquement, la question n'est pas douteuse, et puisque « toute idée d'un acte est un mouvement qui commence » (Féré), la crainte d'accomplir un acte doit être une tendance vers cet acte.

Pratiquement, les choses sont plus difficiles à apprécier. Il est certain que rien ne paraît plus éloigné de l'exécution d'une action impulsive que la terreur de cette action. Pourtant, on ne saurait le méconnaître, les phobies des impulsions sont des impulsions en germe. Qui de nous, tant soit peu émotif, n'a éprouvé dans un lieu élevé, devant un train qui s'avance à toute vitesse, cette sorte d'effroi, de doute de soi-même, qui fait reculer de quelques pas, pour échapper à une sorte d'attraction invincible? Eh bien! c'est là exactement, avec des caractères d'angoisse, d'intensité et de durée plus marqués, ce que doivent éprouver les sujets atteints de la phobie d'une impulsion, en particulier de la phobie du suicide par précipitation ou par armes tranchantes.

On se rend bien compte ainsi, pour l'avoir ressenti soi-même, que la peur de l'impulsion ne garantit pas de l'impulsion, et qu'au contraire, plus cette peur est grande, intense, anxieuse, et plus elle se rapproche de l'impulsion. Et on en arrive à reconnaître, par suite, que, cliniquement comme psychologiquement, la phobie de l'impulsion n'en est pas le contraire, mais un commencement, une variété.

D'ailleurs, les sujets eux-mêmes qui en général s'observent bien, disent souvent indifféremment : « J'ai peur d'être obligé de faire ceci, » ou : « Je suis poussé, je me sens envie de faire ceci. » Chez d'autres, il y a coexistence de phobie et de propension impulsives; chez certains enfin, la phobie finit par l'impulsion.

C'est là, à n'en pas douter, une particularité intéressante, tant au point de vue clinique qu'au point de vue médico-légal, et qui se trouve incidemment signalée dans la thèse de M. Marrel.

LES OBSÉDÉS CÈDENT-ILS SOUVENT A LEURS IMPULSIONS? IMPULSIONS BANALES. IMPULSIONS DANGEREUSES. — Un second point, qui touche de près au précédent, est celui de savoir si les obsédés cèdent, et s'ils cèdent souvent à leurs impulsions.

A cet égard, il convient d'établir d'abord une distinction entre les impulsions banales et les impulsions de caractère dangereux ou criminel.

Les impulsions obsédantes banales visent le plus souvent des actes bizarres, ridicules, variables à l'infini, par exemple : toucher un objet une ou plusieurs fois; prononcer un mot, un chiffre, une formule, une oraison; faire un geste, un mouvement, une grimace; marcher ou ne pas marcher sur un endroit d'une façon déterminée; lever son chapeau, se mettre à genoux, casser quelque chose, etc.

Lorsqu'il s'agit d'impulsions de ce genre, les sujets résistent et s'angoissent, parce qu'ils sentent toute l'extravagance de pareils actes, surtout en public. Cependant, quand ils souffrent trop, ils cèdent, en se dissimulant plus ou moins, dans le but de faire cesser leur angoisse. Une de nos malades est obligée de marcher dans les flaques d'eau des trottoirs, d'acheter chaque soir trois journaux et trois pipes, d'exécuter et de faire exécuter par son mari et ses enfants, en rentrant chez elle, le simulacre de fermer une porte qui n'a pas de serrure; de s'arrêter et d'arrêter les siens devant les devantures, devant les maisons éclairées, devant la lune et les étoiles, etc.

A côté de ces impulsions, absolument inoffensives, il en est d'autres d'un caractère plus sérieux, souvent même graves et dangereuses. Ce sont les obsessions dites *criminelles,* étudiées en particulier par M. Magnan (¹) et M. Ladame (²) dans des travaux spéciaux. Ces obsessions-propensions peuvent se présenter sous divers aspects, et elles comprennent depuis l'*envie* des femmes enceintes, qui n'en est souvent qu'une forme transitoire et rudimentaire, jusqu'à l'impulsion chronique et typique du dégénéré.

Les principales de ces obsessions impulsives sont : les obsessions impulsives à la boisson (dipsomanie), aux achats (oniomanie), au jeu; les obsessions impulsives à la marche (dromomanie); les obsessions génitales, susceptibles de se présenter sous la forme onanique, sadique, masochiste, uraniste, surtout

---

(¹) MAGNAN. — *L'Obsession criminelle morbide,* rapport au Congrès d'Anthropologie criminelle de Bruxelles, 1892.

(²) LADAME. — *L'Obsession criminelle morbide,* rapport au Congrès d'Anthropologie criminelle de Bruxelles, 1892.

4

exhibitionniste; les obsessions impulsives à l'incendie (pyro-
manie); les obsessions impulsives au vol (kleptomanie), dont
le vol aux étalages est le type; les obsessions impulsives au
suicide, et enfin à l'homicide.

Ici la scène change. L'obsédé a tellement conscience de la
gravité de ces actes, surtout s'ils répugnent à sa nature, qu'il
fait tout au monde pour n'y pas céder, et qu'il y réussit en
effet, bien qu'au prix d'efforts douloureux, assez fréquemment.
Morel, à qui rien n'échappait, avait déjà noté cette tendance
des obsédés à se croire plus près de la réalisation d'une impulsion grave qu'ils ne le sont réellement : « Il faut faire la part,
dit-il (1), des exagérations du sentiment chez les êtres émotifs.
Les menaces de suicide ou d'homicide sont loin d'être toujours
chez eux d'une tendance maladive, irrésistible, comme chez
les délirants par persécution ou chez les héréditaires. Je rece-
vais, il n'y a pas longtemps, la visite d'un névropathique de
cette catégorie, auquel je donne des soins, et qui venait m'annoncer qu'il venait de fuir le domicile conjugal et qu'il allait
entreprendre un grand voyage. L'idée lui était venue tout à
coup, en se réveillant au milieu de la nuit, de tuer sa femme.
Je me hâtai de rétablir cet être émotif au domicile conjugal et
lui ordonnai de faire un aveu complet à sa femme; celle-ci prit
la chose en riant, et il ne fut plus question de rien de pareil. »
Ladame, dans son rapport, distingue aussi, parmi les obsédés
impulsifs, ceux dont les obsessions restent *théoriques* et ceux
dont les impulsions aboutissent à *l'exécution*.

Beaucoup d'auteurs, cependant, considèrent l'obsession impulsive comme très fréquemment réalisée et comme un des
facteurs principaux du crime. C'est l'opinion de Mickle, et ç'a
été, au Congrès de Bruxelles, l'opinion de Benedikt, qui
n'hésite pas à croire que le nombre des obsédés est considérable dans les prisons et surtout parmi les récidivistes, le
propre de l'obsession étant la répétition de l'acte.

Nous ne croyons pas, pour notre part, que, d'une façon
générale, l'obsession aboutisse très fréquemment à l'exécution
d'un délit ou d'un crime. Tout en admettant que le sujet
puisse, après avoir épuisé dans une longue lutte toutes les

(1) MOREL. — *Loc. cit.*, p. 550.

résistances de sa volonté, se laisser finalement entraîner, nous croyons que d'habitude il n'en est pas ainsi, et que, soit spontanément, soit grâce à l'appoint d'un soutien moral, de bonnes paroles d'encouragement, ou de tout autre moyen de protection, l'impulsion reste heureusement chez lui à l'état statique. Si l'entraînement était vraiment irrésistible, il ne suffirait pas, comme cela arrive souvent, pour l'empêcher, même durant les crises aiguës, soit de quelques mots, soit d'un simple ruban entourant les pouces (¹). Cela ne peut être efficace que chez les obsédés, qui ont bien plus besoin d'être rassurés contre eux-mêmes que maintenus contre leur impulsion, et, pour bien marquer la différence, nous demandons de quelle utilité pourrait être, chez des aliénés vraiment impulsifs, même lucides, comme certains persécutés et certains mélancoliques, de douces paroles ou un ruban?

Si l'obsession impulsive aboutit parfois au délit ou au crime, ce qu'il est impossible de nier, c'est seulement dans des cas déterminés, en particulier dans les cas où l'obsession n'est pas pure et où il s'y joint un autre facteur, tel que : dégénérescence marquée, affaiblissement intellectuel, intoxication alcoolique, morphinique ou autre, idée délirante, contagion par l'exemple ou les journaux, attraction trop forte et enivrement de l'étalage, etc. C'est faute d'avoir tenu compte de ce facteur, de cet élément surajouté, qu'on a pu considérer les délits et les crimes par obsession comme des plus fréquents. En réalité, pour faire passer l'obsédé de l'idée ou de la peur à l'acte, il faut le plus souvent quelque chose de plus que l'obsession. Il en est ainsi, par exemple, chez beaucoup de régicides. Ravaillac, pour ne citer que celui-là, était hanté par l'idée de tuer le roi, et trois fois il quitta Paris pour ne pas céder à la tentation, allant même jusqu'à briser, dans ce but, la pointe de son couteau. Il succomba enfin, parce qu'il était convaincu qu'Henri IV voulait faire la guerre au pape et détruire l'Église catholique. Ce n'était pas, chez lui, une obsession simple, mais une obsession liée à une idée erronée, sinon délirante.

C'est aussi, le plus souvent, dans les cas d'obsession très

(¹) Séglas. — *Loc cit.,* p. 81.

intense et compliquée d'anxiété mélancolique, que l'on rencontre ces sujets qui croient faussement s'être livrés à une
impulsion et qui, après avoir crié, par exemple : « J'ai tué mon
père et ma mère, » se préoccupent anxieusement d'avoir été
entendus.

SUICIDE ET OBSESSION. — En est-il de même pour le suicide
que pour les autres impulsions? En d'autres termes, les
obsédés se suicident-ils ou non? C'est là une question intéressante et dont nous devons maintenant dire un mot.

Il nous est arrivé personnellement ce qui a dû arriver à
beaucoup. A force d'entendre dire à la presque totalité des
obsédés : « Ce supplice est intolérable, mieux vaudrait mourir, » ou : « Si cela ne doit pas cesser, il faudra que je me tue, »
ou bien encore : « Je me sens poussé à me tuer, » sans que ces
propos soient suivis d'effet, nous avons été convaincus pendant
longtemps que les obsédés parlaient beaucoup de suicide,
mais ne se suicidaient jamais. Ce paraît avoir été là également
l'opinion de Morel, car il dit à propos d'un malade qui
effrayait son entourage par ses menaces de suicide et qu'il
perdit de vue : « Je doute cependant qu'il ait fini par le
suicide; c'est là une terminaison que je n'ai jamais observée
dans les cas de ce genre ([1]). »

Nous sommes un peu revenus aujourd'hui de cette manière
de voir, car sur l'ensemble de nos observations, nous avons
trois cas de suicide et plusieurs tentatives. L'obsédé peut donc
se suicider.

Mais l'analyse de ces suicides soulève des considérations
intéressantes. Aucun des malades dont il s'agit n'a cédé à une
obsession impulsive, aucun n'avait d'impulsion au suicide.
Tous, ainsi que l'a remarqué de son côté M. Séglas ([2]), se sont
suicidés ou ont tenté de se suicider froidement, logiquement,
parce qu'ils se trouvaient trop malheureux d'être en proie à
des idées fixes. Leur suicide, à proprement parler, n'avait rien
de pathologique.

Nulle part cette distinction entre le suicide impulsif et le
suicide raisonné et raisonnable, tel que l'accomplit habituel-

([1]) MOREL. — *Loc. cit.*, p. 400.
([2]) SÉGLAS. — *Loc. cit.*, p. 87.

lement l'obsédé, ne nous apparaît comme dans le cas suivant, dont nous copions textuellement le résumé sur le tableau d'ensemble de nos observations :

F..., trente ans, comptable. Père vivant, congestif, colérique, violent. Grand-père et arrière-grand-père paternels morts de paralysie cérébrale. Mère bien. Frère bien. Sœur nerveuse. Masturbation, pertes séminales, blennorragie débilitante, rétrécissement, cystite. A ce moment, étant très affaibli, neurasthénisé, le malade tombe par hasard sur un prospectus parlant d'*onanisme*, de *pertes séminales* et de leur terminaison fréquente par le *suicide*. Tout d'un coup, idée qu'il finira par le suicide, et depuis dix ans obsession anxieuse. Phobie systématisée du suicide, d'abord intermittente, aujourd'hui idéative, continue, avec crises. L'idée se présente à lui sous deux formes qu'il distingue : tantôt comme une nécessité inéluctable, comme une échéance fatale qui se rapproche sans qu'il puisse s'y soustraire, c'est la peur, la *phobie* du suicide; tantôt l'idée devient impérative, motrice, entraînante, ce n'est plus alors une crainte, c'est une *impulsion*. Paroxysmes produits par tout ce qui se rapporte au suicide, notamment par la lecture des cas de suicide dans les journaux. Quand par hasard un de ces suicides reste inexpliqué, il y voit un cas pareil au sien, c'est-à-dire le résultat de l'onanisme et des pertes séminales, ce qui l'angoisse encore davantage. Le malade est tellement malheureux de son obsession qu'il a souvent et sérieusement pensé à se tuer, pour en finir.

Voilà donc un individu chez qui on trouve à la fois : 1° la phobie obsédante du suicide; 2° l'impulsion obsédante au suicide; 3° enfin l'idée réfléchie, non pathologique du suicide, et qui, s'il se tue, se tuera très probablement par raison, pour échapper à son obsession du suicide.

Cette situation d'individus se suicidant par peur du suicide, qui paraît au premier abord étrangement paradoxale et comme une sorte d'imitation de la légende de Gribouille, est en réalité très intéressante et méritait d'être signalée chez les obsédés. On la retrouve, d'ailleurs, chez certains aliénés (1).

L'OBSESSION EST TOUJOURS PRÉCÉDÉE DE PENSÉE ET DE LUTTE. Un autre point à examiner est celui de savoir si l'obsession impulsive est toujours précédée d'idée, de lutte, d'angoisse, et s'il n'est pas des cas où elle est simplement automatique, une sorte de pur réflexe.

(1) NICOULAU. — Thanatophobie et Suicide (*Annales méd. psychol.*, 1892).

Nous avons fait une enquête dans ce sens auprès de nos malades, et nous avons pu nous assurer que presque toujours, même dans le cas où elle paraissait le plus spontanée, le plus instantanée, l'impulsion était précédée d'une pensée et d'une lutte. L'un, dégénéré neurasthénique type, est sujet depuis l'enfance à une foule d'actes impulsifs, comme de pousser une pierre avec son pied, de toucher un mur, de soulever son chapeau dans la rue sans qu'il y ait personne, de se précipiter à genoux, etc. Il est souvent obligé, en écrivant, de faire un cinq long (ς au lieu de 5), de faire un O de droite à gauche (O), d'aller à la ligne sans qu'il soit besoin, de porter sa canne par le petit bout, etc. Tous ces actes, en apparence subits, automatiques, se relient toujours, nous a-t-il expliqué, à une idée superstitieuse, et sont précédés de lutte et d'angoisse. Il lui vient à la pensée : « Répète cela deux fois pour éviter malheur, » ou : « Pousse cette pierre et il ne t'arrivera rien. »

Il peut se faire cependant que par leur répétition même, ces actes, au bout d'un certain temps, tendent à devenir automatiques, comme les actes d'habitude, marquant ainsi un degré de plus vers le dédoublement.

DÉTENTE CONSÉCUTIVE. — Un des caractères donnés à l'impulsion obsédante, c'est *la satisfaction consécutive* à l'acte. M. Magnan et ses élèves ont insisté sur ce point.

Il est certain que l'exécution, par un obsédé, de son acte impulsif provoque un changement dans son état émotionnel. Cette exécution fait en effet cesser son angoisse, arrivée à ce moment à son point culminant. Mais est-ce là une véritable satisfaction? L'obsédé est-il réellement satisfait d'avoir cédé à son impulsion? Poser la question c'est la résoudre, car *a priori* on peut se douter qu'un individu qui a si longtemps et si anxieusement lutté contre l'entraînement impulsif qu'il redoutait, ne doit guère être content d'avoir succombé dans cette lutte. Le sentiment éprouvé par lui n'est pas de la satisfaction, c'est autre chose. C'est plutôt un *apaisement*, c'est la *détente* physique et morale qui termine une hypertension émotive trop pénible et trop prolongée. Nous aimerions mieux, en conséquence, voir substituer au terme « satisfaction consécutive », celui plus exact de « apaisement consécutif » ou

« détente consécutive ». Au reste, c'est le mot de *soulagement* que semble avoir finalement adopté M. Magnan [1].

Mais, satisfaction ou soulagement, il ne s'agit là que d'une accalmie incomplète et momentanée. Plusieurs de nos malades nous ont déclaré que quand ils s'étaient laissés aller à leur impulsion, ils éprouvaient à la vérité un soulagement passager, de par la cessation de leur angoisse, mais que ce soulagement était gâté par l'ennui d'avoir cédé. Sans compter que le plus souvent une défaillance en entraînait d'autres et que la première impulsion était suivie d'une série d'impulsions. Quand, au contraire, ils avaient efficacement résisté, l'angoisse persistait un certain temps encore, mais cette angoisse disparaissait bientôt, et il ne restait plus que la satisfaction du triomphe avec une plus grande confiance en soi.

OBSESSIONS INHIBITOIRES. — Pour en finir avec ce qui a trait aux obsessions motrices, nous devons dire un mot des obsessions abouliques qui représentent les formes *inhibitoires* des états que nous venons d'étudier sous la forme *dynamogénique*.

Morel [2] avait incidemment signalé ces faits, étudiés par Billod sous le nom de lésions de la volonté. « Le jour de son mariage, dit-il d'un de ses malades, on le chercha le soir des heures entières ; on le trouva blotti au grenier derrière un vieux meuble. La crainte du tête à tête avec sa jeune femme avait suffi pour suspendre chez lui l'exercice de la volonté et amener un de ces faits d'automatisme stupide dont j'ai vu tant d'exemples chez ces êtres émotifs, comme de rester fixes devant une porte sans oser l'ouvrir, devant une lettre sans la décacheter, devant un papier sans pouvoir y poser la plume, devant une voiture sans en franchir le marchepied, etc. »

« Lorsqu'il se fut agi d'aller rejoindre sa fiancée à Paris, dit-il d'un autre malade, il ne put bouger de place. On lui remit une plume entre les mains pour adresser au moins une lettre, mais il lui fut impossible d'écrire une ligne. Il fallut que cette femme vînt rejoindre son prétendu à Rouen, et le mariage fut célébré par le chapelain anglais de la localité,

[1] MAGNAN et SÉRIEUX. — *Loc. cit.*, p. 149.
[2] MOREL. — *Loc. cit.*, p. 400, 546.

qui se contenta de l'assentiment que l'individu donna par signes. »

Depuis, l'un de nous a particulièrement insisté sur les *obsessions abouliques* ou *inhibitoires,* à l'étude desquelles un de nos élèves de Bordeaux a consacré sa thèse (¹).

Mais le chapitre des obsessions-inhibitions n'est encore qu'ébauché, et il prête à de nouvelles recherches des plus intéressantes.

Ne pouvant et ne voulant pas faire ici la description des variétés déjà connues, ni en signaler d'autres, nous nous bornerons à mentionner ces obsessions, qui vont depuis l'inhibition urinaire des émotifs, ne pouvant pisser en présence de quelqu'un, et l'inhibition génésique des sujets qui restent impuissants avec une femme nouvelle, jusqu'à l'impossibilité de se lever, de monter, de parler, d'écrire, de signer, de s'habiller, de fixer son attention, de se tenir debout, de marcher, etc., etc.

L'obsession idéative ou impulsive, nous l'avons vu, peut avoir pour point de départ une idée quelconque ; de même, l'obsession aboulique peut se traduire par l'impossibilité angoissante d'une idée ou d'un acte quelconques.

RESPONSABILITÉ DES OBSÉDÉS. — Les obsédés, particulièrement les obsédés impulsifs, sont-ils responsables de leurs actes? C'est là une question des plus délicates à résoudre.

Lorsqu'il s'agit, en effet, d'une folie confirmée, l'hésitation n'est pas permise, parce que la folie est incompatible avec la libre détermination. Mais lorsqu'il s'agit d'états comme l'obsession, dans lesquels les facultés intellectuelles et morales sont touchées sans qu'il y ait aliénation à proprement parler, on comprend que l'appréciation de la responsabilité soit très difficile.

Aussi ne peut-on, au point de vue médico-légal, appliquer une formule générale et unique à l'obsession. Ici, tout est question d'espèce et de mesure, et le degré de responsabilité varie, on peut le dire, avec chaque individu : d'où la nécessité de recourir au principe de la responsabilité proportionnelle

---

(¹) RIVIÈRE. — *Les Obsessions abouliques,* th. de Bordeaux, 1891.

ou atténuée, qui doit être réservée, comme le veut J. Falret, pour les états intermédiaires de ce genre.

Pour bien apprécier le degré de responsabilité d'un obsédé, il importe, après avoir écarté la *simulation,* toujours possible en pareil cas, de rechercher les symptômes de l'obsession impulsive, en particulier : la propension irrésistible, la lutte angoissante avec le degré et la durée de résistance du sujet; l'exécution, ordinairement brusque, de l'acte; la détente consécutive, le remords final, etc.

En ce qui concerne l'acte en particulier, les récidives du même délit ou du même crime, malgré des condamnations antérieures, par exemple le vol réitéré du même objet, le même fait d'attentat à la pudeur, l'exhibition des organes génitaux au même endroit, dans les mêmes conditions, devront spécialement attirer l'attention de l'expert, car ils appartiennent très souvent à l'obsession morbide.

Les symptômes constitutifs de l'obsession mis hors de doute, dans leur réalité comme dans leurs particularités, la tâche n'est pas finie, car il est nécessaire de préciser sur quel terrain a germé l'obsession. L'existence d'une dégénérescence marquée ou d'un état psychopathique concomitant, alcoolisme, hystérie, épilepsie, etc., ne peut, en effet, comme nous l'avons dit, qu'aggraver le trouble mental de l'obsédé et diminuer la résistance de sa volonté.

C'est sur ces données qu'il convient de se décider et de conclure chez l'obsédé à un degré de responsabilité qui peut varier, suivant les cas, depuis la responsabilité à peu près entière jusqu'à l'irresponsabilité absolue, lorsque véritablement « il a été contraint par une force à laquelle il n'a pu résister ». (Code pénal, art. 64.)

Obsessions hallucinatoires.

L'OBSESSION PEUT S'ACCOMPAGNER D'HALLUCINATIONS. — Un des caractères les plus généralement reconnus aux obsessions jusqu'à ces derniers temps, c'est de ne s'accompagner jamais d'hallucinations. Morel [1] l'avait déjà noté, et M. J. Falret [2] a

---

[1] MOREL. — *Loc. cit.,* p. 393.
[2] J. FALRET. — *Les Obsessions intellectuelles et émotives,* rapport au Congrès international de Médecine mentale. Paris, 1889.

insisté sur ce point dans son rapport au Congrès international de 1889.

OBSESSION HALLUCINATOIRE ET HALLUCINATION OBSÉDANTE. — Divers cas d'obsessions avec hallucinations ont été publiés, entre autres ceux de Stefani ([1]), de Séglas ([2]), de Catsaras ([3]). M. Séglas surtout s'est occupé de la question et, dans plusieurs travaux, a démontré que l'hallucination ne doit pas être exclue du cadre des obsessions. Il admet deux sortes de cas : ceux où l'idée obsédante s'accompagne d'hallucination qu'elle provoque (obsession hallucinatoire), et ceux où une hallucination revêt le caractère obsédant (hallucination obsédante). Dans les deux cas, l'hallucination peut affecter une forme quelconque, être verbale ou commune, sensorielle ou motrice, atteindre aussi la sensibilité générale.

Les faits signalés par M. Séglas sont exacts et sa distinction entre l'obsession hallucinatoire et l'hallucination obsédante paraît légitime. Nous n'avons à retenir ici que les obsessions hallucinatoires, les hallucinations obsédantes étant des phénomènes d'un autre ordre et communs à nombre d'états morbides, comme les idées obsédantes et les impulsions obsédantes.

Cas d'obsession hallucinatoire. — Voici d'abord quelques faits d'obsession hallucinatoire :

Un malade de M. Séglas, âgé de vingt-huit ans, issu d'une famille de névropathes, est pris, à la suite de la vue d'un chien enragé, de la crainte obsédante de la rage. Au bout d'un mois, lorsque l'idée se présentait à son esprit, il ressentait en même temps une sensation douloureuse très violente à la jambe droite, à l'endroit où il prétendait avoir été mordu et où il n'existait aucune trace de cicatrice. En même temps, il avait comme une envie de mordre et d'égratigner telle, qu'il croyait mordre réellement et se regardait parfois dans la glace pour s'assurer que ses mâchoires restaient immobiles. Ces nouveaux symptômes se reproduisirent désormais à chaque crise. En outre, il lui est arrivé parfois de *voir* en même temps comme écrit ou d'*entendre* bourdonner à ses oreilles le mot : « Rage..., rage..., rage... » D'autres fois, lorsque la crise le prenait dans ses nuits sans sommeil, il voyait des chiens dans sa chambre. Un jour même, sa crise l'ayant pris dans la rue, il se mit à s'enfuir devant un chien enragé imaginaire qu'il croyait

---

([1]) STEFANI. — *Contributo allo studio dell'ansia nevrastenica e dei fenomeni che l'accompagno*, brochure in-8°, 1891. — Anal. in *Annal. méd. psychol.*, 1892.

([2]) SÉGLAS. — *Ann. méd. psychol.*, 1892, et *Leçons cliniques*, p. 107.

([3]) CATSARAS. — *Ann. méd. psychol.*, 1892.

voir à ses trousses; il cria, ameuta les passants ébahis qui ne voyaient rien du tout pour leur part.

Une dame de trente-six ans, citée par Féré ([1]), fut atteinte, à la suite d'un baiser sur la main qui l'impressionna très vivement, d'abord de la crainte obsédante d'une souillure quelconque, puis d'une souillure par le sperme (spermatophobie). « Depuis lors, elle ne put plus sentir aucun liquide au contact de la peau de ses mains, sans que lui vienne l'idée que ce pourrait être du sperme, et la crainte qu'elle en a détermine une véritable angoisse. Environ un an après le début de ces troubles, dont elle avait honte de se plaindre, elle était le soir en omnibus, un peu pressée entre deux hommes, lorsqu'il lui vint l'idée qu'elle pourrait être contaminée par le sperme. Depuis lors, la crainte s'impose chaque fois qu'elle se trouve au contact d'un homme dans un omnibus, dans une salle de réunion, dans une foule; lorsqu'elle ne peut se rassurer par la vue, la crainte devient angoissante. Plusieurs fois, lorsqu'elle ne pouvait éviter le voisinage assez vite, il *lui est arrivé de voir un membre viril en érection* objectivant le danger. »

Une jeune fille de seize ans, traitée par Wernicke ([2]), était atteinte depuis deux ans d'obsession de la contamination par la poussière, le vert-de-gris, surtout les poux. Elle passait ses journées à faire la chasse aux poux et à se débarbouiller. Elle avait la *sensation* d'être couverte de poux et affirmait que, pendant un temps, elle *voyait* les poux et *entendait* même leur bruit.

Ce fait est à rapprocher de ceux que nous avons déjà signalés, où des individus, obsédés par l'idée de la gale (acarophobie), éprouvent, aux heures et dans les endroits classiques, les *démangeaisons* caractéristiques.

Nous avons eu également occasion de mentionner, chemin faisant, quelques cas d'obsession avec phénomènes hallucinatoires, entre autres celui de Pascal qui, dans ses crises, *revoyait* la scène du pont de Neuilly, celui de la dame à obsession génito-urinaire qui, la nuit, voit des scènes lubriques, et celui de cette jeune fille à obsession de contraste qui, lorsqu'elle veut faire sa prière, *voit* surgir à ses yeux un derrière, la nature de l'homme.

Nous possédons nombre de cas de ce genre. Nous nous bornerons à en résumer quelques-uns.

Plusieurs de nos malades, atteints d'obsession de la mort, *voient* leur convoi et assistent à leur propre enterrement, soit

([1]) Ch. Féré. — *Loc. cit.*, p. 416.
([2]) Wernicke. — Des idées fixes (*Deutsche med. Wochenschr.*, 23 juin 1892).

la nuit, soit le jour et la nuit. L'un d'eux suit tous les détails de la funèbre cérémonie jusqu'au moment où on le met en terre.

Une jeune fille de vingt-trois ans, atteinte de phobie de l'homicide, *s'aperçoit,* dans ses crises, armée d'un couteau et tuant.

Une dame de trente-deux ans, impressionnée de la vue de sa grand'-mère, hémiplégique, à qui elle donnait des soins, est atteinte de la phobie de la paralysie. La nuit, elle se *voit* frappée d'une attaque. Le jour, toutes les fois qu'elle est en présence de sa grand'mère, elle est prise d'angoisse avec *sensation* d'étourdissement, de fourmillements et d'engourdissement dans le même côté du corps que la malade. Elle a dû, pour avoir un peu de repos, éloigner sa grand'mère et n'aller la voir que de loin en loin.

Mme L..., trente ans, sujette à des accidents de petite hystérie, est en proie à une obsession jalouse. Elle est hantée par l'idée que son mari la trompe avec une employée du même magasin. La nuit, elle rêve souvent de son idée fixe, et *voit alors,* très nettement, dans tous ses détails, leur rapport sexuel, ce qui la fait s'agiter et parler. Le lendemain, son obsession est toujours plus forte.

Mme G..., quarante-cinq ans, également sujette à des crises hystéri-formes, a saisi une intrigue de son mari avec une autre femme. Depuis cette époque, cette idée est devenue, chez elle, une véritable obsession anxieuse qui la torture et dont elle cherche vainement à se débarrasser. Très fréquemment, la nuit, elle *voit* la scène de l'adultère, comme si elle avait lieu réellement.

M. X..., cinquante-deux ans, alcoolique chronique, présente une obsession jalouse assez intéressante. Dès que l'idée apparaît à son esprit, dans la journée, elle s'accompagne de la *vision* de sa femme aux bras d'un homme. « Aucun peintre ne pourrait faire mieux, » dit le malade.

D..., cinquante ans, batelier, très impressionné par les relations dans les journaux des récents naufrages, est obsédé par la crainte de sombrer en rivière et n'ose plus voyager et surtout passer la nuit sur sa gabare. Lorsqu'il est obligé de le faire, il se *voit* dans son sommeil se noyant dans des conditions horribles. Le matin, au lever, il a des crises d'angoisse dont l'effet persiste et il songe à en finir avec la vie pour échapper à ce cauchemar.

On voit, d'après ces exemples, que nous pourrions multi-plier, que l'hallucination est relativement fréquente dans l'obsession et qu'elle peut s'y présenter, ainsi que le remarque M. Séglas, sous une forme quelconque.

. Elle offre cependant des caractères particuliers, qu'il nous paraît assez intéressant de mettre en lumière.

L'HALLUCINATION DE L'OBSESSION EST UNE HALLUCINATION RÉPRÉSENTATIVE. — En rapprochant les faits qui précèdent, on est immédiatement frappé d'une chose : c'est que, dans tous, l'hallucination est pour ainsi dire une matérialisation de l'obsession, la transformation de l'idée émotive en sensation extériorisée. C'est en quelque sorte l'analogue de ces phénomènes d'objectivation hallucinatoire qui se produisent chez certains peintres et dans l'intoxication haschischique, par exemple, où les pensées prennent corps et revêtent les apparences sensibles de la réalité. Le cas de Stefani est typique à cet égard. En un mot, l'hallucination de l'obsession est ce qu'on pourrait appeler *hallucination représentative*.

Cette dénomination, vraiment juste, n'est pas de nous ; elle émane de ce lettré-philosophe obsédé dont nous avons déjà parlé et qui, après s'être si bien observé, nous écrivait à cet égard les curieuses lignes que voici : « Autre chose ! il me semble que, pour définir l'obsession, il est nécessaire de tenir compte d'un troisième élément que je nommerai *hallucination représentative* et qui se trouve entre la volonté et la contre-volonté qui se la disputent comme les Achéens et les Troyens le corps de Patrocle. En d'autres termes : une des deux forces tâchera de créer et de développer cette hallucination représentative (qui sera presque toujours *visionnelle*) ; l'autre force, au contraire, essaiera de la chasser, de la détruire, de l'avilir. Prenons, par exemple, mon cas (obsession aboulique). La volonté dit : « Je veux sourire, je veux raconter ceci ou cela, » et la contre-volonté dit : « Non, tu ne le feras pas, car telle ou telle chose pourraient t'empêcher, comme elle l'a déjà si souvent fait, » et immédiatement l'image apparaît pour ainsi dire entre volonté et contre-volonté, l'image de moi-même dans une situation pénible. Dans ces moments de trouble et de gêne pénible, c'est comme si une main invisible mettait un miroir devant mes yeux et si quelqu'un disait : Regarde-toi, comme tu es beau, comme tu es ridicule et stupide ! Dans ces moments-là, je *me vois*, je *vois* ma figure grimaçante, mes mouvements gauches, comme je *me vois* dans la situation de Guillaume, de

Carnot essayant de sourire et échouant. Bref, je crois qu'il y a toujours ou presque toujours, dans l'obsession, ce troisième élément, distinct des deux autres, que j'ai nommé *hallucination représentative*. L'image en elle-même n'a naturellement rien d'anormal, mais toujours renouvelée, elle devient une vision, une hallucination interne. Elle peut être absolument claire, ou plus ou moins voilée jusqu'au degré où elle se perd dans l'inconscience; alors il n'y a plus de représentation, il n'y a qu'excitation des centres inférieurs, mais cette excitation remplace l'image. »

Nous avons tenu à citer tout au long cet intéressant passage qui confirme très nettement ce caractère d'objectivation émotive et idéative, que nous considérons comme typique dans l'hallucination de l'obsession. MM. Raymond et Arnaud [1] avaient déjà dit à propos d'une de leurs malades : « L'impulsion résulte habituellement d'une idée subite très vive, à ce point qu'elle *s'objective presque,* qu'elle ressemble à une hallucination. » C'est le cas de répéter encore, avec M. Féré, que l'obsession est une *hallucination du sentiment.*

Il est facile de comprendre, après cela, comment, ainsi que le remarquait très justement notre malade, l'hallucination de l'obsession est surtout *visuelle,* la pensée s'objectivant de préférence sous forme de visualisation. Cependant, les manifestations hallucinatoires peuvent reproduire toutes les sensations qui composent le thème obsédant : c'est dire qu'elles varient suivant les cas.

On s'explique très bien aussi comment l'hallucination de l'obsession a lieu le plus souvent la *nuit,* dans le sommeil, en particulier dans les phobies des hystériques : le rêve étant chez ces sujets l'agent par excellence d'objectivation et de fixation d'une idée ou d'une émotion.

Dans certains cas cependant, mais très rares, les hallucinations des obsédés revêtent les mêmes caractères que celles des aliénés proprement dits. Nous en avons observé deux exemples : l'un relatif à une femme obsédée de la rage, qui éprouvait toutes les sensations du viol; l'autre relatif à un jeune homme qui avait à la fois des hallucinations psycho-motrices

[1] RAYMOND et ARNAUD. — Sur certains cas d'aboulie avec obsessions interrogatives et troubles des mouvements (*Annal. méd. psychol.,* 1892).

et des hallucinations auditives pénibles ([1]). Mais ces malades n'étaient plus des obsédés purs ; ils étaient devenus des aliénés, des mélancoliques anxieux.

La présence des hallucinations qu'on pourrait appeler déli- rantes dans les obsessions, semblerait donc marquer un pas plus en avant, un degré de plus de gravité. C'est ce qu'ex- primait déjà Morel qui, signalant exceptionnellement des hallucinations visuelles de nature terrifiante chez une de ses malades, considérait ce phénomène comme « l'indice d'une transformation de la névrose avec tendance à la folie » ([2]).

Moyens de défense des obsédés.

IDÉE GÉNÉRALE. DIVISION. — Nous avons vu, en parlant de la lutte soutenue par les obsédés contre leur obsession, que très rarement ils pouvaient en triompher directement et que, le plus souvent, ils en étaient réduits à tourner la difficulté par différents moyens.

Ces moyens, auxquels plusieurs auteurs ont déjà fait allusion sous le nom d' « artifices », de « trucs » ([3]), sont de véritables « moyens de défense » des obsédés, comparables aux moyens de défense des aliénés ([4]). Nous en avons déjà assez longuement parlé à propos de la phobie de la rougeur, et la question sera prochainement reprise dans une thèse actuellement en prépa- ration à la Faculté de Bordeaux. Nous ne voulons ici qu'attirer spécialement l'attention sur eux.

Les moyens de défense des obsédés ne sont généralement pas dirigés contre la maladie elle-même. C'est là une tâche qu'ils laissent au médecin le soin d'accomplir. Ne voyant dans leur mal qu'une idée pénible et plus ou moins fixe, c'est contre elle qu'ils concentrent toutes leurs forces, et ils dépensent dans cette lutte une intelligence, une ingéniosité, une diplomatie parfois supérieures.

A cet égard, on pourrait diviser les moyens de défense des

[1] LARROUSSINIE. — Hallucinations succédant à des obsessions et à des idées fixes (*Arch. de Neurologie*, 1896, n° 7).
[2] MOREL. — *Loc. cit.*, p. 702.
[3] SÉGLAS. — *Loc. cit.*
[4] A. MARIE. — *Études sur quelques symptômes des délires systématisés et sur leur valeur*, th. de Paris, 1892.

obsédés en plusieurs catégories, suivant qu'ils ont pour but : 1° de prévenir les accès obsédants ; 2° de dominer ces accès quand ils éclatent ; 3° d'en atténuer les effets émotifs ou de les dissimuler.

1° *Moyens destinés à prévenir les accès.* — Les obsédés sont comme tout le monde. Quand le danger est passé, ils n'y pensent plus ou y pensent moins, même sachant qu'il doit revenir. Aussi, leurs moyens de défense sont-ils plus fréquemment dirigés, au moment même, contre les accès ou leurs suites, que, par avance, contre leur retour. Certains cependant cherchent à les prévenir, soit d'une façon définitive, soit temporairement.

Nous avons cité, dans notre étude sur l'éreuthophobie, quelques procédés imaginés par les malades pour se débarrasser à tout jamais de leurs crises angoissantes de rougeur. Nous avons parlé notamment de ce sujet qui réclama une ligature de la carotide pour sortir le sang de la tête et à qui on fit, sans succès d'ailleurs, le simulacre de cette opération. Nous avons aussi mentionné celui qui demandait qu'on lui fît sous la peau du visage des injections avec un liquide spécial, de façon à produire une sorte de tatouage blanc.

Une de nos malades, atteinte de ce que nous avons appelé *l'anémophobie,* c'est-à-dire la phobie du vent, était obsédée par l'idée qu'il ventait plus fort qu'autrefois et que cet accroissement du vent était l'avant-coureur de la fin du monde. N'ayant retiré de tous les traitements auxquels nous la soumîmes (et en particulier de nos essais avortés de psychothérapie et d'hypnose) aucun résultat sérieux, elle nous demanda, avant de rentrer dans son pays, de la conduire à l'Observatoire de Bordeaux. Elle voulait tenter un suprême effort pour se convaincre et se préserver à l'avenir de ses crises anxieuses. L'astronome, très obligeamment, lui prouva, par des courbes et des relevés remontant au commencement du siècle, qu'il ne ventait pas plus fort qu'autrefois, et que cette année-là, justement (1893), la moyenne du vent était modérée. Au lieu de se laisser persuader et d'accepter des preuves aussi rassurantes, la malade discuta avec l'astronome le bien-fondé de ses constatations, basées, chaque jour, sur la quantité de vent nécessaire pour agiter progressivement les feuilles, les rameaux, les petites branches, les grosses branches des arbres, et lui soutenant que ce qu'il appelait vent faible était en réalité un vent moyen ou un vent fort. Dans son angoisse, elle le voyait en effet ainsi. Au lieu de puiser dans cette démarche un soulagement, comme elle s'y attendait, la malheureuse n'en retirait qu'une recrudescence de son obsession.

Nous ne parlerons pas des obsédés qui, pour faire cesser leur torture, se suicident : c'est là un moyen de défense trop radical.

Au sujet des moyens destinés à prévenir, non plus définitivement mais temporairement, les accès obsédants, nous rapporterons quelques cas :

Une dame, déjà citée, et atteinte, comme son père, de phobie de la diarrhée, pour éviter d'être prise au dehors de besoins subits, commençait, quand elle sortait, par vider à fond son intestin, restant des heures entières au cabinet. Puis elle partait, suivant toujours des itinéraires tracés d'avance et jalonnés de maisons amies où elle savait pouvoir trouver un *buen retiro* en cas de nécessité. Cela suffisait généralement à la rassurer et à prévenir la crise.

Une jeune fille de vingt-neuf ans, ayant une sœur obsédée (rupophobie), est atteinte de la peur angoissante de prononcer des mots compromettants, de donner aux autres des conseils dangereux, en particulier de leur indiquer les poisons qu'elle a appris à connaître en étudiant la chimie. Dans sa crainte de laisser échapper les paroles redoutées et ne sachant même plus, dans son épouvante, si elle les articulait ou non, elle emplissait sa bouche d'aiguilles, quand elle allait en public, pour empêcher sa langue de remuer. Elle se condamna aussi pendant très longtemps au silence, au mutisme complet, en employant avec sa mère et sa sœur un langage mimique conventionnel (doigts tapés un nombre de fois déterminé sur les genoux). La nuit, quand elle n'était pas seule, elle devenait plus inquiète encore, ne sachant si, étant endormie, elle ne parlerait pas, d'autant plus qu'elle rêvait souvent de son obsession. Aussi, s'astreignait-elle alors soit à rapprocher ses lèvres et à les maintenir agglutinées au moyen de papier gommé de timbres-poste, soit à tirer sa langue démesurément hors de la bouche et à dormir ainsi la bouche grande ouverte ou les dents serrées contre la langue pendante. Ce qu'il y a de bien curieux, c'est que lorsque la malade rêvait, même seule dans sa chambre, de son obsession, instinctivement sa langue prenait la position de défense, et elle s'est maintes fois réveillée brusquement de la sorte, la langue fortement prise entre ses dents. Le moyen de défense s'accomplissait à son insu dans son sommeil.

Une autre de nos malades, une kleptophobe de trente ans, hantée par la crainte obsédante de voler, oblige quelqu'un des siens, son mari ou

5

sa mère, à la suivre constamment partout et à avoir toujours les yeux
fixés sur ses mains, pour empêcher ses crises. Ce n'est que la nuit, et
lorsqu'elle est enfin endormie, que son surveillant peut s'échapper. Cela
rappelle cette obsédée de Morel ([1]), atteinte de rupophobie, « dont l'état
émotif était si intense, qu'elle exigeait de son malheureux mari qu'il
prît la douche avec elle, afin de pouvoir tenir au moins un bout de son
peignoir et éviter une syncope, qui serait infailliblement arrivée. »

Chez les éreuthophobes, nous avons noté divers moyens employés par
les malades pour prévenir la rougeur émotive : ne sortir que par certains
temps favorables ou la nuit, passer au soleil, se faire rougir avant, enfin
et surtout *boire,* pour se donner de l'aplomb, et aussi pour substituer la
rougeur de l'alcool à la rougeur si redoutée de la confusion.

Rappelons enfin quelques cas classiques, en particulier celui de ce
malade de Baillarger ([2]) qui se faisait toujours accompagner de quelqu'un
chargé de lui dire si les femmes rencontrées étaient jeunes et jolies, et
celui de Ball ([3]), qui ne quittait jamais une personne sans lui dire :
« Vous me remettez ? » afin d'éviter l'un et l'autre les doutes angoissants
qui les assaillaient sans cela.

De ce dernier cas, on peut rapprocher tous ceux où les
obsédés usent, comme moyen préventif de leurs accès, de
formules et d'actions conjuratrices ou protectrices. Elles
varient à l'infini.

2° *Moyens destinés à combattre les accès.* — Les moyens de
défense employés par les obsédés pour combattre les accès
quand ils éclatent, consistent tous soit à dominer l'obsession
par un effort de volonté, soit à la faire disparaître d'une façon
détournée. Le premier procédé, nous le savons, ne réussit
guère et ne détermine le plus souvent qu'une recrudescence
de l'angoisse. Nous avons cependant connu quelques éreuthophobes qui, en se raidissant et en arrêtant momentanément
leur respiration, parvenaient à enrayer plus ou moins complètement une crise imminente. Le second procédé réussit mieux ;
aussi est-ce le plus couramment employé par les obsédés, qui
s'y prennent généralement de deux façons : en s'efforçant de
détourner leur attention de l'idée obsédante, ou en recher-
chant un appui moral.

Dans le but de détourner leur attention de l'idée obsédante,
de « s'attentionner ailleurs », comme ils disent eux-mêmes fré-

([1]) MOREL. — *Loc. cit.*
([2]) BAILLARGER. — *Arch. clin. des malad. ment. et nerv.,* 1861, p. 140.
([3]) BALL. — Les impulsions intellectuelles (*l'Encéphale,* 1881).

quemment, les malades inventent mille trucs. Ils s'appliquent à penser à quelque chose de gai, de triste, à se rappeler un souvenir, un nom, un mot difficiles, à poursuivre un ouvrage ou un travail absorbants, à rire, à pleurer, à crier, à chanter, à exécuter un acte inutile, même ridicule et parfois dangereux. Tel ce malade, âgé de trente-sept ans, obsédé par la peur de tuer sa femme qui un jour, dans une crise, ne trouva rien de mieux que de se précipiter la tête la première sur le pavé, de la hauteur de machine où il travaillait, dans l'espoir que le choc chasserait son idée.

Dans leur recherche d'un appui moral, les obsédés se montrent également très ingénieux. Cet appui, ils le demandent non seulement aux personnes, mais encore aux choses, aux objets, aux mots, à des formules, à des prières, etc., et ils s'empressent chaque fois d'y avoir recours, dès qu'éclate leur accès. Parfois même le moyen de défense, par sa répétition, peut devenir à son tour le point de départ d'une obsession, comme chez cette malade de Freud dont nous avons parlé qui, à force de se poser des questions subtiles, pour se rassurer contre sa phobie de la folie, tomba peu à peu dans l'obsession interrogative (Grübelsucht).

Nous ne relaterons pas d'observations de ce genre de moyens de défense. Elles sont innombrables, chaque malade ayant pour ainsi dire le sien. Nous en avons du reste cité un assez grand nombre en ce qui concerne l'éreuthophobie.

3º *Moyens destinés à atténuer ou à dissimuler les effets émotifs des accès.* — Les moyens de défense employés par les obsédés uniquement pour atténuer les effets émotifs de leurs crises ou les dissimuler sont également des plus nombreux.

Beaucoup de sujets, en effet, font la part du feu. Ils savent qu'ils ne peuvent rien ou pas grand'chose sur leur obsession en elle-même, et tous leurs efforts se limitent alors à souffrir le moins possible et à dissimuler leurs souffrances.

Nous nous bornerons à citer sommairement quelques exemples :

Une de nos malades, jeune fille de dix-neuf ans, est atteinte depuis plusieurs années, après avoir fortuitement cassé une aiguille, de la peur de semer partout des morceaux d'aiguille. Un jour, ayant traversé une des vignes de son père, elle fut prise d'une telle angoisse à l'idée qu'un morceau d'aiguille avait pu tomber sur un raisin, qu'elle fut obligée, à l'insu de tous, d'aller couper tous les raisins de la rangée traversée et de les enterrer profondément.

Une autre, dont nous avons déjà parlé, atteinte de phobie du pétrole et de l'huile, sacrifie sa robe, même neuve, quand elle croit avoir frôlé un objet contenant de l'huile ou du pétrole, afin de faire cesser son malaise moral.

Une autre, craignant d'avoir été contaminée, se cautérise avec une allumette enflammée.

Beaucoup, et on peut dire presque tous les obsédés de la contamination, portent constamment des gants, en changent tous les jours, font des lavages perpétuels.

Les obsédés du doute paient deux fois un objet quand ils se demandent anxieusement s'ils l'ont ou non soldé.

Les procédés employés, à ce point de vue, sont, nous le répétons, des plus nombreux, et chaque variété d'obsession a, dans une certaine mesure, les siens propres.

CHAPITRE IV

Étiologie des obsessions.

Fréquence des obsessions. — Causes prédisposantes : Sexe. Age. Professions. Hérédité. Dégénérescence. Tableaux. — Causes occasionnelles : Émotions morales. États maladifs divers. Tableaux. — Forme des obsessions en rapport avec leur étiologie.

FRÉQUENCE DES OBSESSIONS. — Le syndrome obsession est extrêmement commun; si commun que dans une période de six années environ nous en avons pu recueillir, ainsi que nous l'avons déjà dit, 250 observations.

Les causes dont il dérive sont prédisposantes ou occasionnelles.

CAUSES PRÉDISPOSANTES. — Le tableau suivant indique l'âge et le sexe des 250 malades que nous avons eu l'occasion d'observer.

Age et sexe des obsédés. — Statistique portant sur 250 observations.

	HOMMES.	FEMMES.	TOTAUX.
De 11 à 15 ans.............	2	4	6
De 16 à 20 ans.............	5	7	12
De 21 à 25 ans.............	17	15	32
De 26 à 30 ans.............	14	36	50
De 31 à 35 ans.............	17	28	45
De 36 à 40 ans.............	11	27	38
De 41 à 45 ans.............	8	18	26
De 46 à 50 ans.............	7	8	15
De 51 à 55 ans.............	6	5	11
De 56 à 60 ans.............	2	4	6
De 61 à 65 ans.............	5	2	7
De 66 à 70 ans.............	1	0	1
De 71 à 75 ans.............	1	0	1
	96	154	250

Sexe. Âge. — Il résulte de cette statistique que les femmes sont plus sujettes que les hommes aux obsessions psychiques dans la proportion de 3 : 2, et que c'est dans la période moyenne de la vie, entre vingt et quarante-cinq ans, qu'on rencontre le plus d'obsédés. Mais la façon dont elle est établie ne fournit aucun renseignement sur l'âge auquel débutent le plus ordinairement les obsessions. Il y aurait cependant un réel intérêt à être fixé sur ce point. Nous avons donc interrogé la plupart de nos malades sur l'époque à laquelle ils ont commencé à éprouver des préoccupations anxieuses, et, ayant obtenu cent fois des réponses précises à ce sujet, nous avons pu dresser le tableau ci-après :

Age où se sont montrées les premières obsessions chez 100 sujets (27 hommes et 73 femmes).

	HOMMES.	FEMMES.	TOTAUX.
De 5 à 10 ans	6	8	14
De 11 à 15 ans	8	24	32
De 16 à 20 ans	2	9	11
De 21 à 25 ans	4	10	14
De 26 à 30 ans	4	9	13
De 31 à 35 ans	0	9	9
De 36 à 40 ans	1	0	1
De 41 à 45 ans	0	1	1
De 46 à 50 ans	1	2	3
De 51 à 55 ans	1	0	1
De 56 à 60 ans	0	1	1
	27	73	100

D'où il ressort clairement que, dans plus de la moitié des cas, les obsessions surviennent dans l'enfance ou dans l'adolescence, avant la fin de la quinzième année, et, dans plus des trois quarts des cas, avant la fin de la trentième.

Professions. — Les professions ne paraissent avoir aucune influence étiologique. Les obsédés appartiennent à toutes les classes de la société. On en rencontre chez les gens riches et chez les pauvres, chez les travailleurs et chez les désœuvrés, chez les intellectuels et chez les mercenaires.

Hérédité. — L'hérédité joue ici un rôle de tout premier ordre. Dans les quatre cinquièmes des cas (100 fois sur 125

observations) on trouve, parmi les ascendants directs ou
collatéraux des obsédés, soit des obsédés, soit des aliénés,
des alcooliques ou des névrosés, ainsi que cela ressort de
l'examen du tableau ci-dessous, dans lequel nous avons
indiqué à propos de chaque malade, non pas tous les cas de
maladies nerveuses connus dans son ascendance, mais seulement l'ascendant le plus proche atteint de la tare névropathique la plus grave ou la plus directement en rapport avec
l'obsession.

Si, par exemple, un de nos sujets avait une mère obsédée
et un père alcoolique, nous n'avons marqué dans le tableau
qu'un seul des deux, naturellement la mère, obsédée. Mais si
un autre malade avait une mère saine et un père alcoolique,
nous avons augmenté d'une unité la rangée correspondant à
l'hérédité dissemblable, paternelle, alcoolique.

**Influence de l'hérédité d'après l'analyse de 100 observations d'obsédés
ayant dans leur ascendance des tares névropathiques.**

HÉRÉDITÉ	Similaire	Paternelle	5
		Maternelle	24
		Collatérale	10
	Dissemblable	Père ou mère : Aliénés épileptiques ou hystériques	15
		Alcooliques	14
		Violents, originaux	14
		Collatéraux : oncles, tantes, cousins, cousines : Aliénés épileptiques, hystériques, alcooliques, etc.	18
			100

Il ressort de la lecture des chiffres relevés dans ce tableau,
que les obsessions sont très fréquemment héréditaires et que,
plus souvent peut-être que les autres psychoses, elles le sont
sous la forme similaire. Il y a même des cas où les accidents
présentés par les descendants sont identiques à ceux dont ont
souffert les ascendants. Ils surviennent au même âge, dans les
mêmes conditions, sous les mêmes formes symptomatiques.
Une de nos malades actuellement âgée de soixante ans, a,
depuis l'âge de vingt-cinq ans, des craintes obsédantes de commettre de mauvaises actions. Sa fille n'a rien présenté de particulier durant sa jeunesse. Elle s'est mariée à vingt et un ans
et à vingt-cinq ans elle a commencé à être obsédée, comme sa

mère, par l'idée de mal faire, de se compromettre, d'être com-
promise. Elle a peur de se rendre coupable de tous les méfaits
dont elle entend parler, de tous les crimes dont elle lit les
récits dans les journaux. Nous connaissons une famille où la
grand'mère, la mère et la fille ont été successivement atteintes à
partir de la vingtième année de l'obsession anxieuse de la rage
et des poussières. Nous en connaissons une autre où une mère
et ses deux filles ont toutes trois la peur de voler, ou, pour
mieux dire, la peur qu'on ne les soupçonne d'avoir volé, etc.

Dégénérescence. — La fréquence de l'hérédité rapproche les
obsessions des tares névropathiques qui se transmettent par
voie dégénérative des parents aux enfants. A ce titre, il est
juste de les considérer comme des syndromes constitutionnels
intimement liés à l'évolution psycho-physiologique des sujets
qui en sont atteints. Mais il faut bien savoir que, dans l'im-
mense majorité des cas, elles ne coexistent pas avec les stigmates physiques habituels de la dégénérescence. La plupart
des obsédés ont le crâne bien conformé, les dents bien implan-
tées, les organes génitaux normalement développés. Ils ne
présentent même pas plus souvent que les sujets réputés
sains, les petits stigmates auxquels on était porté naguère à
attacher une importance fort exagérée. C'est ainsi qu'ayant
examiné systématiquement chez 50 de nos obsédés l'état de la
voûte palatine, la forme des oreilles et noté l'existence ou l'absence du tremblement des mains étendues dans l'attitude du
serment, nous avons obtenu les résultats suivants qui ne diffèrent pas sensiblement de ceux qu'on obtient en pratiquant les
mêmes recherches sur des sujets jouissant de tous les attributs
d'une bonne santé physique et morale.

**Examen des petits stigmates physiques de la dégénérescence chez 50 malades
atteints d'obsessions constitutionnelles.**

Voûte palatine........	Normale.............	24
	Ogivale.............	16
	Creuse.............	6
	A exostose palatine....	4
Oreilles.............	Normales............	37
	A lobule adhérent.....	5
	Déformées..........	8
Tremblement des mains.	Existant.............	24
	Absent.............	26

CAUSES OCCASIONNELLES. — Dans un certain nombre de cas, les obsessions débutent insidieusement. Les sujets qui en doivent être atteints sont dès leur enfance inquiets, scrupuleux, émotifs. Ils arrêtent involontairement leur pensée sur des idées insignifiantes, qui les préoccupent outre mesure. Peu à peu ces idées parasites s'imposent impérieusement à leur attention ; elles s'accompagnent d'une inquiétude anxieuse de plus en plus pénible ; finalement et par des transitions insensibles, elles deviennent franchement obsédantes.

Les choses se passent ainsi chez quelques malades à hérédité similaire. Mais, dans la plupart des cas, l'obsession apparaît autrement : elle se développe brusquement à la suite d'un événement accidentel qui joue le rôle de cause déterminante. Cet incident est en général peu important. Il ne serait pas capable de causer à lui seul des perturbations psychiques chez des sujets non prédisposés. Mais chez des personnes en état d'imminence émotive, il fournit à leurs tendances innées l'occasion de se manifester sous une forme morbide persistante.

Les événements susceptibles de provoquer ainsi l'apparition des obsessions sont le plus souvent des chocs émotionnels, plus rarement des états maladifs à action déprimante. Nous avons dans le tableau suivant relevé leur nature chez 110 de nos malades.

Causes occasionnelles relevées dans 110 cas d'obsessions psychiques.

	Scrupules religieux. Crainte d'avoir fait des confessions incomplètes, etc.....	18
	Mort ou maladies de parents ou d'amis.	12
	Accidents survenus à des tierces personnes...........................	5
	Récits terrifiants (revenants, fantômes).	2
ÉMOTIONS MORALES : 70 cas.	Vue de chiens enragés ou présumés tels.	5
	Vue d'épileptiques...................	4
	Vue de fous.......................	5
	Vue de malades divers..............	3
	Querelles de famille................	2
	Projets de mariage.................	3
	Soucis d'affaires...................	2
	Préoccupations conjugales...........	4
	Craintes de grossesse redoutées.......	3
	Rêves	2

ÉTATS MALADIFS DIVERS : 40 cas.	Opérations chirurgicales subies par les malades..........................	2
	Maladies vénériennes ou cutanées	8
	Excès de travail et fatigue............	5
	Maladies diverses infectieuses (fièvre typhoïde, rougeole, influenza).......	12
	Accidents nerveux servant de base aux obsessions (vertige, lipothymie, engourdissement des membres, etc.)..	6
	Grossesse, état puerpéral............	2
	Ménopause........................	5

Émotions morales. États maladifs divers. — Par l'énumé-ration qui précède, on voit que ce sont les émotions morales vives qui déterminent le plus souvent l'apparition des obses-sions. On les observe dans près des deux tiers des cas, et, dans le troisième tiers, elles ne sont probablement pas sans influence, car lorsqu'un sujet devient obsédé à la suite d'une opération chirurgicale, d'une maladie vénérienne ou d'une fièvre typhoïde, on peut légitimement se demander si la peur du bistouri, de la vérole ou de la mort n'a pas plus contribué au développement de l'obsession consécutive que les modifica-tions organiques dues à l'intervention opératoire, à l'infection syphilitique ou à l'empoisonnement typhique.

Parmi les états émotifs qui déterminent les obsessions, il faut signaler d'une façon toute spéciale les préoccupations reli-gieuses. Elles sont surtout nocives dans le jeune âge, au mo-ment où la sensibilité morale est très vive et insuffisamment réfrénée par la raison. Précisément à cette période de la vie, les enfants de nos pays sont soumis à une redoutable épreuve, celle de la première communion; les sermons et les pratiques de dévotion qui précèdent cet acte surexcitent violemment leur imagination et deviennent souvent, chez les prédisposés, le point de départ d'obsessions mystiques ou scrupuleuses.

Les autres émotions provocatrices sont très variées. La peur est de beaucoup la plus fréquente, surtout celle qui résulte de la vue de morts ou de malades. Mais des préoccupations per-sistantes, des soucis d'affaires ou de ménage, dans lesquels la peur n'intervient pas, peuvent aussi déterminer des obsessions psychiques.

Notons, en passant, que, dans deux de nos cas, les émotions

déterminantes nous ont paru dériver de rêves terrifiants.
Rappelons aussi que l'imitation peut, quelquefois, donner
naissance à des obsessions et qu'il y a des *phobies à deux*
comme il y a des folies à deux. L'un de nous a récemment
appelé l'attention sur les faits de ce genre dans un travail
signalé plus haut.

Forme des obsessions en rapport avec leur étiologie. — La
nature des idées obsédantes est habituellement commandée, au
moins pendant un certain temps, par la nature des émotions
qui les ont provoquées. Si celles-ci sont d'ordre religieux, les
obsessions ont le caractère mystique ou sacrilège; les phobies
de la folie, de la rage, du crime, etc., naissent ordinairement
à la suite de chocs émotionnels déterminés par la vue d'un
fou, la rencontre d'un chien enragé ou prétendu tel, le récit
des méfaits ou de l'arrestation d'un malfaiteur, etc.

Une fois constituée, l'obsession peut conserver invariable-
ment son caractère primitif. Mais très souvent elle se modifie
en s'étendant, par cascades de raisonnements successifs, à des
objets plus ou moins directement en rapport avec la première
idée obsédante.

Exemple. — Une de nos malades, fille de père et de mère alcooli-
liques, assiste par hasard, à l'âge de vingt-trois ans, à une audience de
cour d'assises.

On jugeait un de ses voisins justement accusé de vol. Elle fut très
émue de la pompe du tribunal, de la fermeté du réquisitoire, de l'attitude contrite de l'inculpé, de la sévérité de la condamnation. Elle sortit
du palais de justice avec l'idée obsédante qu'il serait bien malheureux
qu'un innocent pût être accusé, jugé et condamné comme l'avait été son
voisin, et cette idée ne sortit pas de son esprit pendant plusieurs mois.
Au bout de ce temps, elle se compliqua de la phobie des crayons et des
plumes parce que, pensait-elle, avec ces objets, il lui serait possible
d'écrire, même sans le vouloir, des dénonciations exposant des personnes
de son entourage à des poursuites judiciaires. Un peu plus tard, la
phobie s'étendit à tous les objets en bois, et aujourd'hui la malade a
peur de toucher, ou même de voir, des chaises, des tables, des armoires,
des poutres, des arbres, etc., parce qu'avec ces objets on pourrait fabri-
quer des crayons, et avec ces crayons écrire des phrases compromettantes
pour des innocents.

Le fait suivant est plus démonstratif encore :

Un bon curé de village, âgé maintenant de cinquante ans, fils de
névropathes invétérés, et ayant présenté lui-même quelques accidents

hystéro-neurasthéniques, est en proie depuis quatre ans à des obsessions qui le tourmentent horriblement.

Il a commencé par avoir la phobie de la rage, qui débuta dans les circonstances suivantes :

Un enfant de sa commune ayant été mordu par un chien enragé, succomba quelque temps après avec les symptômes classiques de la rage. Durant sa maladie, il témoigna au curé une grande affection. Il le réclamait sans cesse et ne se trouvait bien que dans ses bras. Le malheureux ecclésiastique assista ainsi, dans des conditions particulièrement émouvantes, à l'agonie et à la mort du petit enragé. Il en fut très impressionné. Le lendemain de la mort de l'enfant, il s'aperçut qu'il avait au doigt une petite écorchure. Il se mit alors en tète que cette écorchure avait été souillée par la bave de l'enfant et s'imagina qu'il allait mourir enragé. Cela devint une idée fixe sans cesse présente à son esprit, une obsession des plus angoissantes. Sous son influence, il n'osait plus se regarder dans un miroir pour se raser, de crainte de se voir avec les yeux hagards et les lèvres baveuses d'un enragé.

Cependant le temps passait, la rage ne se développait pas et l'obsession conservait toute son intensité. Alors le malade se dit : « Il est bien possible que j'aie contracté la rage ; mais il n'est pas douteux que mes craintes soient exagérées. Un homme sain d'esprit attendrait patiemment les événements. Si je suis si ému, c'est que je suis sur la voie qui conduit à la folie. » Alors, la crainte de la folie devint l'obsession principale.

Quelques mois après, une idée nouvelle surgit. « Les fous, se dit le curé, se suicident souvent. Si j'allais me suicider ! » Et pour éviter ce malheur, il se mit à vivre enfermé dans son presbytère, fuyant la vue et repoussant la pensée de tous les objets qui pourraient servir à se donner la mort, des fusils, des couteaux, des cordes, etc., etc. Quand il est obligé de sortir, il éprouve des tourments pénibles : en passant près d'une rivière, il a peur d'avoir l'envie de se jeter dedans ; s'il voit une locomotive, il songe avec terreur qu'il pourrait se faire écraser volontairement par elle, etc., etc.

Quelquefois l'obsession s'étend ainsi de proche en proche jusqu'à devenir un état de panophobie dans lequel tout excite l'émotivité pathologique du sujet. C'est ainsi qu'un de nos malades, après avoir assisté à la mort de son père, fut obsédé par la recherche anxieuse de ce qu'il aurait dû faire pour éviter ce malheur, puis, par gradations successives, de la peur de mourir subitement, de la peur de tout ce qui peut transmettre des maladies, de la peur des microbes et des poussières susceptibles d'en contenir, de la peur de toucher des malades ou des objets ayant été en contact avec des malades, de la peur de devenir un agent de contagion, etc.

Les faits de ce genre sont loin d'être rares. Ils sont peut-être plus communs que ceux dans lesquels l'obsession reste indéfiniment limitée à l'objet sur lequel elle s'est fixée à son origine.

En résumé, l'hérédité est la grande cause *prédisposante* des obsessions. Les circonstances occasionnelles sont secondaires : elles ne font que fixer dans une forme spéciale les manifestations de l'émotivité pathologique qui est à la base de toute obsession, idéative ou phobique.

CHAPITRE V

Marche — Durée — Pronostic — Terminaison.

Marche et durée : Forme aiguë. Forme chronique. — Pronostic et terminaison :
Guérison. Récidives. Incurabilité. Passage à la folie.

MARCHE ET DURÉE. — Les détails que nous avons donnés dans les chapitres précédents relativement aux symptômes et aux causes des obsessions nous dispensent de nous étendre longuement sur leur évolution. Nous devons cependant en dire quelques mots.

Forme aiguë. — La marche des obsessions est aiguë ou chronique. Dans les cas *aigus,* l'accès survient brusquement à la suite d'un choc moral violent ou d'une poussée infectieuse, presque toujours alors sous forme de phobie diffuse ou systématisée, avec état anxieux permanent et très intense. Elle dure un laps de temps variable, de quelques semaines à quelques mois; puis elle s'atténue et disparaît. Quand la guérison est complète, le malade parle sans émotion actuelle des angoisses qu'il a éprouvées pendant qu'il était dans la période d'accès; il se souvient parfaitement de l'état d'anxiété dans lequel il se trouvait; il en décrit volontiers les symptômes; il se rit de ses craintes passées et avoue qu'elles étaient absolument injustifiées.

Forme chronique. — La forme chronique est *intermittente, rémittente* ou *continue.* La variété *intermittente* est pour ainsi dire spéciale à certaines phobies systématisées, aux constitutionnelles notamment, dans lesquelles la crise n'a lieu qu'avec le retour de la cause provocatrice; par exemple : à la vue de l'animal redouté, au bruit de l'orage, en face d'allumettes, d'un couteau, etc. Dans l'intervalle, l'esprit est entièrement en repos. Dans la variété *rémittente,* considérée par tous les auteurs comme la plus fréquente, la maladie se traduit par des paroxysmes plus ou moins rapprochés, entre lesquels il reste des symptômes encore très sensibles d'émotivité obsédante. C'est le cas de beaucoup de phobies systématisées, de celles surtout qui sont à la fois des phobies et des obsessions. Telle, par exemple, l'*éreuthophobie*, caractérisée par des ictus de rougeur angoissante avec idée obsédante plus faible, dans l'intervalle. Quant à la variété *continue*, elle est plus rare, mais elle existe (¹). On la rencontre en particulier dans les formes intellectualisées de l'obsession, comme celle du doute. Les malades n'ont plus alors aucun repos. Constamment ils ont l'esprit torturé par leur pensée morbide et se posent indéfiniment les mêmes questions. Mais, même dans ces cas, les paroxysmes ne font pas défaut.

La durée de la forme chronique, toujours longue, est de plusieurs mois ou de plusieurs années.

PRONOSTIC. TERMINAISON. — La terminaison des obsessions est variable. Elles peuvent guérir, elles peuvent persister indéfiniment. Les conditions qui commandent la terminaison et, par suite, le pronostic, se tirent à la fois du terrain et des caractères de l'obsession. D'une façon générale, les obsessions sont d'autant plus graves qu'elles se présentent sur un terrain plus dégénéré; d'autant moins graves que la dégénérescence et l'hérédité sont moins accusées. D'une façon générale aussi, plus la cause occasionnelle a de l'importance par rapport à la prédisposition, et plus l'obsession a des chances de guérison. Il en est de même pour le début brusque, moins sérieux que le début lent et insidieux.

Les états obsédants sont, en principe, d'autant moins graves qu'ils sont plus entièrement réduits à l'élément émotionnel; d'autant plus graves, au contraire, que l'élément intellectuel tend à prédominer.

Les obsessions vraies, avec *idées fixes* et *impulsions* marquées, sont donc plus graves que les phobies avec *angoisse* dominante accompagnée ou non d'*hallucinations représentatives*, qui sont ici de véritables hallucinations du sentiment.

(¹) ROUBINOVITCH. — *Obsessions et Impulsions à forme continue* (Congrès des Aliénistes, La Rochelle, 1893).

Et, parmi les états purement émotionnels, les phobies *diffuses* sont plus bénignes que les phobies *systématisées*. Il est rare, on peut le dire, qu'elles ne guérissent pas.

Il suit de là que l'échelle croissante que nous avons établie dans la maladie au point de vue de la symptomatologie clinique : 1° état obsédant panophobique ou phobie diffuse; 2° état obsédant monophobique ou phobie systématisée; 3° état obsédant monoïdéique ou obsession, se trouve complètement justifiée au point de vue du pronostic, qui s'aggrave progressivement avec chacune de ces formes.

Guérison. Récidives. — Lorsque l'accès guérit, tout peut en rester là. Mais il peut arriver qu'un ou plusieurs accès se manifestent ultérieurement; en un mot, qu'il y ait des récidives de la maladie.

Il est des cas où un accès d'obsession ne guérit que pour faire place à un autre. Le plus souvent, il s'écoule un laps de temps assez long, parfois plusieurs années, entre chaque accès.

Les divers accès peuvent se reproduire avec des caractères toujours identiques chez les mêmes sujets, chacun d'eux étant la répétition fidèle des précédents. Tel est le cas d'une de nos malades, aujourd'hui âgée de quarante-sept ans, qui a été en proie cinq fois, depuis l'âge de vingt-six ans, à la crainte obsédante de ne plus aimer son fils comme une mère doit aimer son enfant, et n'a jamais eu d'autre obsession.

D'autres fois, les accès se suivent mais ne se ressemblent pas. Nous trouvons plusieurs exemples de ce genre dans nos observations. Une jeune fille ayant vu, à treize ans, un chien qu'on disait enragé, est prise pendant un an de la phobie de la rage. Elle en guérit. Trois ans après, elle assiste à une attaque d'épilepsie, et devient obsédée par la peur de l'épilepsie. Elle en guérit, après une année de terreurs incessantes. A dix-neuf ans, le malheur veut qu'elle se trouve en présence d'un de ses parents atteint d'un accès de délire aigu, et aussitôt elle est en proie à la phobie de la folie, qu'elle conserve pendant une année. Une autre de nos malades est frôlée à vingt ans par un chien de mauvaise mine; elle fait un accès de phobie de la rage qui dure trois mois. Deux ans plus tard, elle se pique le doigt avec une épingle, et fait un accès de phobie du tétanos qui dure à peu près autant que le premier.

6

Enfin, à vingt-cinq ans, étant sur le point de se marier, elle est obsédée, après les fiançailles, par le doute anxieux de savoir si elle aime assez le jeune homme à qui elle a donné sa foi, et elle est tellement tourmentée par ce doute qu'au mépris de toutes les convenances, elle songe à rompre le mariage projeté.

Chez quelques malades, les accès se reproduisent à l'occasion des circonstances les plus futiles. Ces malades sont perpétuellement en état d'imminence d'obsession. Tout ce qui frappe leur imagination peut devenir l'objet de terreurs angoissantes, de phobies variables d'un mois à l'autre ou d'une année à l'autre, selon les hasards des chocs émotionnels auxquels ils sont soumis.

Incurabilité. — Lorsque l'accès ne guérit pas, l'état devient franchement chronique. Plusieurs cas peuvent alors se produire. Ou bien, et cela a lieu chez beaucoup de dégénérés, l'obsession est protéiforme et polymorphe. Elle se manifeste dans la vie par des séries de crises plus ou moins aiguës, entrecoupées par des périodes d'accalmie tout à fait relative, pendant lesquelles il reste toujours un fond d'obsession.

D'autres fois, c'est la même obsession, systématique et tenace, qui s'installe et persiste indéfiniment. C'est alors surtout que tend à s'opérer chez le malade un dédoublement de plus en plus complet, qui, à côté de sa personnalité propre, crée une personnalité seconde, hétérogène, tournant toujours dans le même cercle d'idées et accomplissant pour ainsi dire automatiquement les mêmes actes, avec un accompagnement émotionnel réduit au minimum.

Morel a connu cet état terminal de l'obsession. Voici ce qu'il dit en effet (¹) : « Lorsque le mal a conquis tous ses droits à l'habitude, à la chronicité, voici ce qui peut arriver. Les malades tombent dans l'indifférence et dans une espèce de misanthropie morose. Ils ne se gênent pas plus devant les étrangers que devant leurs familles pour se livrer à des actes ridicules qui les font passer pour des excentriques, pour des hommes à tic. Tout le monde a connu des individus passant pour intelligents, remplissant même des fonctions sociales

(¹) MOREL. — *Loc. cit.*, p. 391.

importantes et dont les actes bizarres, accomplis en public
d'une manière automatique, sans conscience, sans réflexion,
pouvaient être considérés par un médecin expérimenté comme
les manifestations affaiblies, et passées à l'état d'habitude, du
mal que je décris. »

.M. Magnan (¹) dit aussi : « D'autres fois, le syndrome n'a
d'autre terminaison que la mort même du malade, non pas
que le syndrome lui-même soit susceptible de la provoquer,
mais parce que, s'incorporant d'une façon définitive à l'existence mentale des sujets, il les accompagne jusqu'à leur fin, à
la manière d'un *tic chronique*, d'une infirmité incurable. »

Il nous paraît cependant y avoir un correctif à cette terminaison par persistance indéfinie. C'est la modification apportée
parfois par l'âge. Il n'est pas rare, croyons-nous, d'après les
faits que nous avons observés, que l'obsession s'atténue nota-
blement lorsque les malades arrivent à toucher à la cinquan-
taine, soit que l'obsession persiste à l'état d'un simple résidu
plus ou moins vague, soit qu'elle disparaisse même à peu
près complètement.

Passage à la folie. — Une dernière terminaison ou, si l'on
veut, une complication de l'obsession dont nous devons dire
ici un mot parce qu'elle soulève une question discutée, est
celle qui a trait à la folie.

· Il a été généralement admis de tout temps, au moins en
France, que les obsessions n'aboutissent pas à la folie. C'est
même là une des conclusions du rapport de M. J. Falret,
adopté par le Congrès de 1889. C'est encore aujourd'hui
l'opinion de la plupart des auteurs, en particulier de MM. Magnan et Legrain qui, après avoir signalé, dans les termes
que nous indiquions tout à l'heure, les obsessions chroniques, ajoutent : « Mais, c'est un fait remarquable, jamais
dans ces cas on n'observe la moindre modification du syndrome, qui reste toujours semblable à lui-même. Il n'évolue
pas, il ne se transforme pas; jamais il ne devient l'origine
d'un délire proprement dit, comme on l'écrit quelquefois, en
confondant l'idée obsédante avec l'obsession pure; jamais il
ne se termine par la démence. »

(¹) MAGNAN et LEGRAIN. — *Loc. cit.*, p. 164.

Cependant, cette opinion a des contradicteurs qui soutiennent que l'obsession a certains rapports avec la folie et qu'elle peut se terminer par quelque psychose, notamment par la mélancolie ou la paranoia. De ce nombre sont : Meynert [1], Schafer [2], Wille [3], Emminghaus [4], Kræpelin [5], Wernicke [6], Tuczeck [7], Morselli [8], Friedmann [9]. J. Mickle [10] s'élève fortement contre l'erreur de ceux qui croient que les obsessions restent des obsessions, sans aucune relation avec la folie, et soutient que les obsédés tendent à verser et versent souvent dans une forme de délire paranoïque. M. Séglas [11] est du même avis. « Les obsédés deviennent parfois des hypocondriaques délirants, ou commencent un délire systématique, souvent des persécutions. »

Ici, comme en toutes choses, il faut laisser parler les faits. Nous avons recueilli, avons-nous dit, deux cent cinquante observations non pas d'idées obsédantes, symptomatiques, mais d'obsessions vraies. Or, sur l'ensemble de ces observations, dans l'espace de quelques années et chez les seuls malades que nous avons pu suivre longtemps, nous relevons : 1º six cas de psychose avérée ; 2º onze cas qu'on peut appeler de *transition,* dans lesquels la psychose était sinon établie, au moins imminente ou en voie d'organisation ; 3º deux cas d'internement volontaire dans les asiles, mais sans que l'état fût autre chose que de l'obsession. Ces derniers n'ont évidemment aucune importance dans la question qui nous occupe.

Des *six* cas de *psychose avérée,* ceux qui nous intéressent le plus, un doit être mis de côté, car il s'agissait d'une épileptique, sujette depuis de longues années à une propension obsédante — celle de fumer la cigarette pour se procurer des spasmes voluptueux (sorte de masturbation substitutive) — indépendante de troubles psychiques épileptiques, pour les-

[1] MEYNERT. — *Loc. cit.*
[2] SCHAFER. — *Psychol. Centralbl.,* 1880.
[3] WILLE. — *Loc. cit.*
[4] EMMINGHAUS. — *Handb. d. Psychiatrie,* 1878.
[5] KRÆPELIN. — *Loc. cit.*
[6] WERNICKE. -- *Deuts. med. Woch.,* 1892.
[7] TUCZECK. -- *Allg. Zeitsch. f. Psychiatrie,* 1883.
[8] MORSELLI. — *Loc. cit.*
[9] FRIEDMANN. — *Deuts. med. Woch.,* 1893.
[10] MICKLE. — *Loc. cit.*
[11] SÉGLAS. — *Loc. cit.,* p. 87.

quels elle dut être enfermée. Particularité curieuse : l'ablation des deux ovaires, pratiquée par M. Lande chez cette malade contre les attaques épileptiques, en raison de leur aura génitale, eut pour résultat de faire disparaître l'obsession et n'eut aucune influence sur l'épilepsie.

Les cinq autres malades (trois femmes et deux hommes), furent tous les cinq atteints de psychose par accentuation progressive et aiguë de leur état obsédant et chez tous les cinq, la psychose revêtit la même forme : celle de *mélancolie anxieuse* et *gémisseuse,* avec idées délirantes et hallucinations. L'une des malades femmes présenta très nettement, avec une grande lucidité, des idées angoissantes de négation et d'inexistence d'organes, absolument comme dans le syndrome de Cotard.

De ces cinq malades, quatre ont guéri pour redevenir impressionnables et émotifs comme devant, mais débarrassés de leur phobie obsédante, qui durait depuis plus ou moins longtemps, chez certains depuis plusieurs années.

Un seul, une femme, est restée aliénée. Depuis six ans, elle est toujours dans le même état de mélancolie anxieuse et gémisseuse, lucide, avec une sorte de conscience, ne voulant pas quitter l'asile par effroi de ce qui peut l'attendre dehors, ayant surtout la peur délirante d'une opération chirurgicale sur divers organes, thème de son obsession du début. La fille de cette malade, âgée de trente-cinq ans, vient d'être prise, il y a quelques mois, d'obsession, avec prédominance de la peur angoissante de devenir folle, comme sa mère. Tout se borne chez elle, au moins encore, à de l'obsession pure.

Sur les *onze* malades, huit femmes et trois hommes, présentant ce que nous avons appelé un état de *transition,* huit touchaient à la *mélancolie,* toujours à la mélancolie anxieuse, gémisseuse, lucide, avec attitude et gestes inquiets. Les trois autres, trois femmes, bien différentes, étaient à ce point où l'idée fixe de l'obsession tend à devenir idée délirante systématisée. Deux ayant commencé par l'obsession jalouse vraie, typique, pendant des mois, l'une même pendant des années, sont au seuil de la *paranoia* rudimentaire de persécution, mais sans avoir encore franchi la limite ; la troisième, une campagnarde prise également d'obsession jalouse à la suite d'une opération chirurgicale, tend aujourd'hui à rapporter ce qui lui

arrive à quelque sort jeté. Elle est sur la voie de l'interprétation délirante.

Ce bilan nous semble assez significatif et nous pouvons en
conclure, pensons-nous, que dans certains cas, l'obsession
vraie peut verser dans l'aliénation mentale.

Nous pouvons également ajouter que les formes psychopathiques auxquelles aboutit l'obsession sont, ainsi que l'ont vu
quelques auteurs, mais dans un ordre inverse : d'abord la *mélancolie anxieuse,* ensuite la *paranoia rudimentaire,* ou délire
systématisé raisonnant.

Mais, point important à indiquer, les formes qui aboutissent
au délire systématisé sont les états obsédants à symptômes
surtout intellectuels, l'obsession à idée fixe, et celles qui versent dans la mélancolie anxieuse les états obsédants à symptômes surtout émotionnels, c'est-à-dire les phobies. Cela ne
saurait surprendre, car l'idée fixe de l'obsession peut naturellement et par un mécanisme que l'on comprend bien, devenir
idée fixe de délire, tandis que de leur côté les névroses d'angoisse phobiques sont certainement de la même famille que la
mélancolie anxieuse qui représente en quelque sorte leur
épanouissement pathologique complet, ou, si l'on veut, leur
forme psychopathique.

Quant à la question de savoir, comme dit M. Séglas, si dans
ces cas la psychose constitue une simple association avec
l'obsession ou si elle en est vraiment la terminaison, elle ne
nous paraît pas douteuse, car nous avons pu chaque fois saisir,
dans les cas qui nous concernent, le passage direct de l'état
d'obsession à l'état de folie.

CHAPITRE VI

Nature des obsessions — Leur place en nosographie.

Opinions diverses des auteurs. — Terrain constitutionnel de l'obsession. — Nature de l'obsession. Rapports avec la neurasthénie. L'obsession est un état mixte, neuro-psychopathique. — Siège de l'obsession.

OPINIONS DIVERSES DES AUTEURS. — Si l'on s'en rapporte aux opinions émises par les auteurs, on constate qu'il n'y a pas de question sur laquelle on soit plus divisé que sur la nature et la place nosologique des obsessions. Mais, en réalité, ces divergences ne sont pas aussi profondes qu'il le paraît au premier abord.

Quelques-uns, avec M. Magnan, considèrent que les obsessions ne surviennent que sur un terrain de déséquilibration et de dégénérescence, dont elles constituent, au point de vue psychique, un des *stigmates* ou un des *syndromes épisodiques* les plus nets. D'autres placent les obsessions dans la paranoïa rudimentaire ou dans l'abortive Verrücktheit, c'est-à-dire au seuil des psychoses de dégénérescence. Quelques-uns en font des manifestations d'une névrose, en particulier de la neurasthénie. Certains enfin, mais ils sont rares, les érigent en entités morbides.

TERRAIN CONSTITUTIONNEL DE L'OBSESSION. — Une donnée générale se dégage de toutes ces opinions, en apparence contradictoires : c'est que tout le monde admet que l'obsession germe sur un terrain prédisposé, préparé constitutionnellement. Le reste (déséquilibration, dégénérescence, paranoïa, Verrücktheit, neurasthénie, etc., etc.) n'est au fond qu'une discussion de mots.

Il y a donc accord sur la nécessité, pour l'obsession, d'un terrain spécial. Le seul point sur lequel les opinions diffèrent,

c'est que pour quelques-uns, Krafft-Ebing et Magnan, par
exemple, c'est *toujours* sur un terrain *constitutionnel*, dégé-
nératif, que survient l'obsession, tandis que, pour d'autres,
elle peut, au moins dans quelques cas, être considérée comme
surtout *accidentelle,* ce qui est, comme on l'a vu, notre opinion. Toute la division, au fond, se limite à cela.

NATURE DE L'OBSESSION. RAPPORTS AVEC LA NEURASTHÉNIE.
Quant à la nature intime de l'obsession, constitutionnelle ou
accidentelle, il faut reconnaître qu'elle est moins vésanique
que névropathique. C'était déjà l'opinion de Morel, qui d'emblée avait vu en elle non une psychose, mais une névrose, et
ç'a été depuis l'opinion du plus grand nombre. Le tempérament, l'état général des obsédés, cela n'a échappé à personne,
relèvent de la neurasthénie et de l'hystérie, de la première
surtout. D'un côté, en effet, la neurasthénie est une affection
principalement émotive, fréquemment anxieuse, dans laquelle
on retrouve presque toujours un rudiment au moins d'obsession. C'est l'avis de beaucoup d'auteurs, en particulier de
Bouveret [1], pour qui l'angoisse est l'élément principal dans
la neurasthénie, et de Hecker [2] qui, allant plus loin, propose
d'appeler la neurasthénie *névrose d'angoisse* et de réserver le
nom de neurasthénie à la simple irritation spinale.

D'un autre côté, le nombre des obsédés chez lesquels on
rencontre les symptômes habituels de la neurasthénie, com-
plets ou incomplets, en particulier les symptômes généraux
et cette attitude, cette façon d'être, de vivre, de s'inquiéter, de
se présenter, de se plaindre, de souhaiter la mort, si vraiment
caractéristique, est des plus considérables. On a comme
l'impression que l'obsession est la fille ou la sœur de la
neurasthénie.

Personne, au reste, ne songe à contester la coexistence
fréquente de l'obsession et de la neurasthénie. Les faits sont
simplement diversement interprétés. Pour certains, l'obsession est un élément juxtaposé à la neurasthénie, mais à part,
et appartenant à la dégénérescence mentale. Pour d'autres, les
plus nombreux, semble-t-il, il y a des obsessions neurasthé-

[1] BOUVERET. — *La Neurasthénie,* 2e édit., 1891.
[2] HECKER. — *Allg. Zeits. f. Psych.,* vol. LII, fasc. 6, p. 1167.

niques, ce sont celles de la neurasthénie accidentelle, à stigmates, type Beard et Charcot, la seule vraie et, à côté, les
obsessions des dégénérés, bien différentes. Pour quelques-
uns enfin, l'obsession est presque toujours, sinon toujours,
un symptôme ou un mode mental de la neurasthénie, celle-ci
étant essentiellement une maladie constitutionnelle ou de
dégénérescence.

On voit en quoi consiste le désaccord. Il consiste tout simplement à savoir si l'on admet ou non une neurasthénie
constitutionnelle, dégénérative, qu'on l'appelle neurasthénie
ou psychasthénie. Si on l'admet, on est forcé de convenir que
les obsédés dégénérés, acceptés par tous, appartiennent le
plus souvent à cette dégénérescence neurasthénique ou psychasthénique ; sinon, ces obsédés dégénérés restent des
dégénérés ordinaires, sans épithète. Il serait facile, nous semble-t-il, de s'entendre et d'adopter pour la dégénérescence à
laquelle appartiennent les obsédés, si l'on ne veut pas le mot
neurasthénique ou psychasthénique, un terme spécial, la
distinguant de la dégénérescence vésanique proprement dite,
un peu différente.

Quoi qu'il en soit, les partisans de la nature neurasthénique
de l'obsession se divisent en deux catégories : les uns consi-
dérant l'obsession comme une manifestation de neurasthénie
toujours constitutionnelle et dégénérative (Krafft-Ebing) [1];
les autres, comme une manifestation de neurasthénie souvent
ou le plus souvent constitutionnelle, mais parfois aussi accidentelle (Morselli [2], Andriani [3], Ventra [4], Régis [5], Féré [6],
Séglas [7], Kovalewsky [8], Mickle [9], etc.).

L'obsession est un état mixte, neuro-psychopathique. —
Toutefois, si l'obsession est, à un titre quelconque, un état ou

[1] KRAFFT-EBING. — *Traité clinique de Psychiatrie.*
[2] MORSELLI. — *Bull. de l'Acad. de Gênes*, VIe année, et *Riv. sper. di Fren.*, XIIIe année, fasc. 3.
[3] ANDRIANI. — *La Psychiatria*, 1885.
[4] VENTRA. — *Il Manicomio*, 1888.
[5] RÉGIS. — *Manuel pratique de Médecine mentale*, 2e édit., 1892.
[6] FÉRÉ. — *Loc. cit.*
[7] SÉGLAS. — *Loc. cit.*, p. 64.
[8] KOVALEWSKY. — Neurasthénie et Dégénérescence (*Bull. de Méd. mentale de Belgique*, septembre 1893). Neurasthénie et Syphilis (*Arch. ital. per le Malattie nervosi e mentali*, 1894).
[9] MICKLE. — *Loc. cit.*

un syndrome névropathique, il y a lieu de reconnaître qu'il s'agit là d'un état névropathique particulier, intermédiaire pour ainsi dire entre la névrose et la psychose, et représentant une sorte de transition entre les deux. Dans sa forme élémentaire, la phobie diffuse, l'obsession anxieuse est une pure névrose; dans la phobie systématisée, mais surtout dans l'obsession idéative ou impulsive, c'est déjà un état mixte, neuro-psycho-pathique.

Siège de l'obsession. — Quant à localiser le siège de l'obses-sion dans telle ou telle partie du corps, il n'y faut pas songer et nous n'avons aucune donnée précise à cet égard. Peut-être Morel avait-il raison d'en faire une névrose du système ner-veux ganglionnaire viscéral, car, ainsi qu'il l'a montré, les symptômes vaso-moteurs sont très marqués dans l'obsession, quelquefois même absolument prépondérants. Mais si ces phénomènes semblent indiquer un trouble dans les fonctions du grand sympathique, rien ne nous autorise à penser que cet appareil, qui joue peut-être un rôle plus marqué qu'on ne pense dans certaines névroses, est altéré primitivement.

En résumé, l'obsession peut être considérée comme un état ou syndrome morbide, intermédiaire entre la névropathie et la vésanie, et dans lequel on peut reconnaître : 1° une forme constitutionnelle ou dégénérative (que cette dégénérescence soit la dégénérescence classique ou la dégénérescence neuras-thénique); 2° une forme accidentelle ou non dégénérative, et dans celle-ci, une variété neurasthénique et une variété hystérique.

CHAPITRE VII

——

Diagnostic.

DIAGNOSTIC AVEC LES ÉTATS PHYSIOLOGIQUES : IDÉES FIXES ET PASSIONS. — L'obsession ne se sépare pas très nettement de certains états physiologiques outrés, presque morbides et d'apparence similaire.

Nous avons vu qu'il en était ainsi pour certaines idées fixes, par exemple pour les idées fixes des travailleurs et des compositeurs, qui se rapprochent beaucoup de l'idée fixe de l'obsession. La différence réside surtout dans ce fait que l'idée fixe du travailleur absorbé est *voulue*, au moins à son origine, et qu'elle ne rompt en rien, par son intervention, *l'unité* psychique de l'individu, tandis que l'idée fixe de l'obsession est *involontaire, automatique* et *discordante* avec le cours régulier des pensées. C'est, suivant les idées soutenues par P. Janet, une synthèse secondaire qui se forme par développement excessif et exclusif d'un système d'images, à côté de la synthèse mentale principale, constitutionnellement ou accidentellement affaiblie.

La difficulté de distinction est la même dans le domaine de l'émotion que dans le domaine de l'intelligence et il n'est pas très aisé de déterminer si, dans certains cas au moins, la *passion* n'est pas une sorte d'obsession. Ribot (¹), dans une formule heureuse, appelle la passion : *l'équivalent affectif de l'idée fixe,* et rien n'est plus juste. Un individu, dominé malgré

(¹) RIBOT. — *Psychologie des sentiments,* p. 20.

lui par un amour intense, irrésistible, comme Phèdre (c'est Vénus tout entière à sa proie attachée!), est-il ou non un obsédé? Un criminel torturé jour et nuit par son remords, qu'il veut en vain chasser, est-il ou non un obsédé? La réponse, nous le répétons, n'est pas facile, et les caractères indiqués par Féré et Ribot et que nous avons rappelés plus haut, ne permettent pas toujours de la formuler. Tout ce qu'on peut dire, nous semble-t-il, c'est qu'une passion poussée ainsi à son plus haut degré peut être morbide par le fait de son *intensité*, de sa durée, de ses conséquences, mais qu'elle est légitimée par des causes déterminantes suffisantes. Entre l'éreuthophobe, obsédé par la crainte de rougir et l'amoureux dominé par sa passion, il peut n'y avoir aucune différence sensible au point de vue de la souffrance éprouvée et tous deux peuvent songer à en finir par le suicide ; mais chez l'amoureux, si grandes que soient les tortures morales, elles sont justifiées par leur origine même tandis qu'elles sont étrangement disproportionnées avec la cause chez l'éreuthophobe.

DIAGNOSTIC AVEC LES ÉTATS PATHOLOGIQUES. PSYCHOSES. — Les obsessions doivent être séparées non seulement des états physiologiques ou semi-pathologiques, mais aussi des vrais états pathologiques qui s'en rapprochent, c'est-à-dire des *psychoses* et *des névroses*, puisqu'elles sont en quelque sorte intermédiaires entre les deux.

Mélancolie anxieuse. — Et d'abord, on peut confondre l'obsession anxieuse, diffuse ou systématisée, avec la *mélancolie anxieuse,* dont elle n'est guère qu'une forme moins accentuée et dans laquelle elle peut verser, comme nous l'avons vu. La différence c'est que, dans la mélancolie anxieuse, les idées fixes sont devenues délirantes et réagissent comme telles sur l'ensemble des fonctions de l'individu.

Paranoia rudimentaire. — De même on peut confondre l'obsession, dans sa forme idéative, avec la *paranoia rudimentaire* ou délire systématisé raisonnant, hypocondriaque, jaloux, de persécution, etc., c'est-à-dire en somme, l'idée fixe de l'obsession avec l'idée fixe du délire. Sauf les cas de transition, signalés plus haut, la distinction n'est généralement pas embarrassante, car dans l'obsession idéative, outre les symptômes d'angoisse, les paroxysmes et l'état général, qui font défaut dans le délire, il y a connaissance complète de la nature pathologique de l'idée et de ses caractères automatique et discordant. Sous le titre un peu inexact de : *Idée fixe et Obsession,* M. Roubinovitch[1] a récemment consacré un intéressant article à ce diagnostic entre le délire raisonnant et l'obsession.

Mélancolie simple. — L'obsession peut également être prise pour une *mélancolie simple* et il est quelques cas qui nous ont embarrassés à ce point de vue.

Une de nos malades, âgée de quarante-neuf ans, quelques jours après la mort de sa mère, est hantée par l'idée de cette mort sous la forme de questions obsédantes : Quelle était la cause de la maladie? La cause de l'aggravation? N'aurait-on pu faire mieux? A-t-on bien exécuté les prescriptions médicales? etc. C'est en vain que la malade cherche à se débarrasser de ces pensées; elles s'imposent à elle et la nuit même elle voit sa mère en rêve. D'abord hésitants entre l'obsession et la mélancolie, nous ne tardâmes pas à conclure à l'existence de cette dernière, lorsque nous eûmes constaté que la malade croyait n'avoir pas fait tout ce qu'elle aurait dû pour sauver sa mère (idée délirante de culpabilité imaginaire) et que, dans ces souvenirs détaillés qui lui revenaient à l'esprit, elle recherchait si elle n'avait pas commis quelque négligence. Guérison au bout de trois mois.

Dans ce cas et dans certains autres similaires, la détermination clinique est encore possible; mais il en est où elle ne l'est plus pour ainsi dire, et où il s'agit de véritables états mixtes tenant à la fois de la mélancolie et de l'obsession.

Idées fixes des états infectieux et toxiques. Alcoolisme. — Signalons enfin, comme diagnostic psychopathique parfois embarrassant, celui de l'obsession avec certaines idées fixes délirantes, résidus de *maladies infectieuses* et *toxiques,* en particulier avec certaines idées délirantes de l'*alcoolisme.* Nous avons observé chez des alcooliques à la fois des obsessions vraies et des idées fixes délirantes, en général de nature jalouse. Comme pour la paranoia rudimentaire, c'est surtout la connaissance ou la méconnaissance du caractère patholo-

[1] ROUBINOVITCH. — Idée fixe et Obsession (*Bulletin médical,* 22 juillet 1896).

gique et irréel de l'idée qui .constitue le principal élément de distinction.

Idées obsédantes symptomatiques. — On peut en dire autant de toutes les *idées obsédantes,* qu'il faut se garder de confondre, comme le dit M. Magnan, avec les obsessions. Les idées obsédantes sont des idées délirantes irrésistibles qui peuvent se rencontrer dans nombre de formes psychopathiques, et qu'on différencie en ce qu'elles sont méconnues et qu'elles se rattachent à un ensemble morbide, en général caractéristique. On trouvera des détails à ce sujet dans une leçon de M. Séglas[1] : « Des idées de grandeur et de persécution conscientes et obsédantes. »

Paralysie générale. — Nous ne ferons que mentionner la *paralysie générale,* pour laquelle l'obsession a pu être prise exceptionnellement, comme dans le cas cité par Morel[2]. En dehors d'autres signes et de l'état mental, qui n'est plus le même, l'embarras de la parole, qu'on rencontre parfois dans l'obsession, est un embarras purement *émotif,* ne survenant que dans des circonstances bien déterminées et devant certaines personnes.

NÉVROSES. — Le diagnostic de l'obsession avec les névroses simples n'est pas toujours facile, car elles peuvent s'accompagner de phénomènes idéatifs ou émotionnels semblables à ceux de l'obsession, avec lesquels elles coexistent, nous l'avons vu, fréquemment.

Idées fixes hystériques. — Les hystériques sont souvent sujets à des idées fixes, bien étudiées par M. P. Janet[3], qui leur viennent de diverses sources, sont souvent tout à fait ignorées, et les dominent complètement. Dans bien des cas, il n'y a pas, entre ces idées fixes et les obsessions, de différences bien tranchées, car les obsessions des hystériques s'alimentent souvent à ces idées fixes. D'une façon générale, cependant, elles ne s'accompagnent pas, au même degré, de troubles émo-

---

[1] SÉGLAS. — *Leçons cliniques,* p. 756.
[2] MOREL. — *Loc. cit.,* p. 400.
[3] P. JANET. — *Automatisme psychologique,* 1889. — Étude sur un cas d'aboulie et d'idées fixes (*Revue philos.,* 1891, I, 280). — *Etat mental des hystériques : les stigmates mentaux. Les accidents mentaux* (Collection Charcot-Debove, 1893). — L'amnésie continue (*Rev. gén. des Sc.,* 30 mars 1893). — L'idée fixe (*Rev. philos.,* février 1894; *Arch. de Neurol.,* mai 1895; *Presse méd.,* 1er juin 1895; *Rev. philos.,* février 1897. Communication manuscrite, juillet 1897).

tionnels, et surtout elles ont un caractère de *subconscience* qui ne se retrouve pas dans l'obsession, bien que, pour M. Janet, l'idée fixe dite *consciente* soit souvent elle-même plus ou moins subconsciente.

Idées fixes neurasthéniques. — La distinction est plus difficile encore avec les idées fixes des neurasthéniques. Il est de ces malades entièrement préoccupés par un souci, celui de leur santé en particulier, qui ressemblent à des obsédés. Nous avons réuni un certain nombre de ces observations, vis-à-vis desquelles nous nous sommes trouvés un certain temps embarrassés. Néanmoins, en se reportant aux caractères fondamentaux de l'idée fixe de l'obsession, on arrive le plus souvent à constater que ces caractères font plus ou moins défaut dans l'idée fixe simple de la neurasthénie, qui n'est pas appréciée par le malade comme une idée parasite, automatique et discordante avec le cours régulier de ses pensées.

Épilepsie. — Mickle (¹) a insisté sur le diagnostic de l'obsession avec l'épilepsie : « L'émergence soudaine du fin fond de la conscience des éléments de l'obsession, dit-il, peut rappeler l'attaque d'épilepsie. Cependant, ce n'est pas de l'épilepsie vraie; ce n'est pas non plus de l'épilepsie larvée. Il n'existe pas là, à titre primaire, de ces obscurs états de la conscience ou quelque chose d'analogue, quoique l'obtusion mentale puisse survenir, et même à un degré chaotique, comme élément secondaire, dans quelques rares cas, par suite de l'irrésistibilité avec laquelle le sujet est obligé de suivre le cours de ses pensées, qui changent avec une rapidité toujours croissante, jusqu'à dégénérer en une sorte de confus « tourbillon mental ». Mais ces états d'obtusion secondaire diffèrent absolument de l'absence primaire, du voile momentané, de l'imperception, des états nuageux de l'épilepsie.

» Des obsessions peuvent immédiatement précéder l'attaque convulsive, à titre d'*aura*, ou peuvent survenir chez des épileptiques dans les intervalles quasi lucides, mais jamais *au moment précis* où l'esprit est sous le coup d'une attaque. Il existe aussi dans ces cas, au moins d'ordinaire, un état de dégénérescence mentale.

(¹) Mickle. — *Loc. cit.*

» Comparons un instant les caractères généraux de l'obsession avec impulsion et ceux de l'impulsion épileptique « non
contrôlable ».

» *Obsession.* — Conservation entière (ou presque) de la
conscience. D'ordinaire, parfait souvenir de l'attaque. Anxiété
et angoisse concomitantes. Inquiétude du malade sur son état
mental. Dégoût de la vie. Fréquemment, stigmates physiques
de neurasthénie cérébrale.

» *Épilepsie.* — Explosion soudaine de l'attaque. Inconscience
ou état de trouble, ou grande obscurité mentale pendant l'explosion. Perte plus ou moins complète du souvenir de l'attaque. Souvent ressemblance absolue de détails entre plusieurs
attaques impulsives.

Mickle aurait pu ajouter, parmi les caractères différentiels
importants, que l'impulsion de l'obsession est précédée d'idée
et de *lutte,* tandis que l'impulsion de l'épilepsie est soudaine
et se réalise aussitôt. Les dissemblances entre la dromomanie
de l'obsédé et l'automatisme ambulatoire de l'épilepsie, pour
ne citer que cet exemple, sont tout à fait caractéristiques.

Diagnostic des obsessions entre elles. — Mais il ne suffit
pas de distinguer l'obsession des autres états pathologiques. Il
faut encore différencier les unes des autres les diverses formes
d'obsession.

Les détails dans lesquels nous sommes entrés sur les caractères spéciaux des divers états obsédants : état obsédant panophobique, état obsédant monophobique, état obsédant monoïdéique ou obsession proprement dite, nous permettent de
n'y pas revenir. Nous avons également, à diverses reprises,
indiqué les signes distinctifs entre les obsessions *accidentelles* et les obsessions *constitutionnelles,* qui se font surtout
remarquer par leur origine héréditaire, souvent dégénérative,
leur précocité, leur forme plutôt intellectualisée (obsession
idéative ou impulsive), leur chronicité, leur curabilité moindre, leur inaccessibilité à la suggestion hypnotique.

Nous nous bornerons donc à résumer, en quelques mots,
les différences entre les obsessions hystériques et les obsessions
neurasthéniques.

Les obsessions *hystériques* débutent plus ou moins brusquement à la suite d'un choc moral, d'une émotion vive. Elles

revêtent très souvent la forme de phobie, diffuse ou systématisée, avec réviviscence, parfois hallucinatoire, de l'émotion
première. Elles ont des rapports fréquents avec les rêves, dont
elles peuvent émaner, ou par l'intermédiaire desquels elles se
renforcent. Elles coexistent avec des stigmates ou des accidents
hystériques et ont un caractère plus ou moins *subconscient.*
Elles sont curables par suggestion.

Les obsessions *neurasthéniques* surviennent plus lentement,
très fréquemment à l'occasion d'un état d'épuisement, d'infection, de surmenage ou d'un accès aigu de neurasthénie.
Elles peuvent revêtir toutes les formes, mais sont basées en
général sur un fond d'inquiétude, causée et entretenue par
des sensations subjectives réelles. Elles s'accompagnent de
stigmates neurasthéniques : céphalée, rachialgie, troubles
digestifs, etc. Elles sont curables, mais à un moindre degré
que les hystériques et habituellement réfractaires à la suggestion hypnotique.

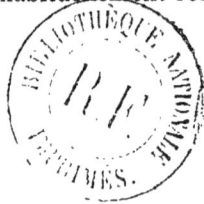

CHAPITRE VIII

Traitement.

Internement des obsédés. Isolement. — Psychothérapie à l'état de veille.
Suggestion hypnotique. — Traitement proprement dit.

Le traitement des obsessions demanderait une étude spéciale et complète. Nous nous bornerons ici à en résumer, en
quelques mots, les points principaux.

INTERNEMENT DES OBSÉDÉS. — La première question qui se
pose est la suivante : Doit-on interner les obsédés? Les auteurs
qui ont abordé ce sujet ne sont pas d'accord. Les uns, avec
Westphal (¹), n'hésitent pas à déclarer que le séjour dans les
asiles est désastreux pour ces malades. MM. Rouillard et
Iscovesco (²) disent, au contraire, que l'internement de l'obsédé
s'impose.

En réalité, Westphal a raison, l'asile ne convient pas aux
obsédés. Nous en connaissons quelques-uns qui, en désespoir
de cause, ont accepté ou demandé eux-mêmes leur internement. Ils n'en ont retiré aucun bénéfice et même n'ont pu le
supporter, car avec la phobie de la folie que les obsédés ont
presque tous plus ou moins en germe, leur angoisse s'augmen-
tait à la vue des aliénés. Une exception doit cependant être
faite pour certaines obsessions impulsives dans lesquelles les
malades ont tellement peur d'eux-mêmes qu'ils se sentent
soulagés et rassurés par la claustration et même par la con-
tention. C'est là, pour eux, une sorte de moyen de défense.

Isolement. — Mais si, d'une façon générale, l'internement est
inutile ou même nuisible dans les obsessions, en revanche,

(¹) WESTPHAL. — *Loc. cit.*

(²) ROUILLARD et ISCOVESCO. — L'Obsession en pathologie mentale (*Revue générale,
Gazette des Hôpitaux*, 25 avril 1896).

l'isolement peut être et est souvent des plus favorables. Cet isolement doit être pratiqué suivant les règles adoptées pour les névropathes, c'est-à-dire dans un établissement d'hydrothérapie ou de nerveux, sous forme d'installation à la campagne, de voyages, etc. L'essentiel, quelle que soit la façon dont on l'exécute, c'est en même temps qu'on éloigne l'obsédé de son milieu et des siens, de lui donner un compagnon de choix, intelligent, dévoué, habile, susceptible d'exercer sur lui une influence heureuse, car le traitement moral est sans contredit le premier de tous dans l'obsession.

PSYCHOTHÉRAPIE. — La psychothérapie en particulier, qui est la base même du traitement moral, est d'une importance capitale. A cet égard, il est nécessaire, comme toujours, de faire une distinction entre la psychothérapie simple, à l'état de veille, et la psychothérapie hypnotique.

D'une façon générale, en effet, les obsédés présentent cette particularité curieuse que, très sensibles à l'action de la suggestion ordinaire, au réconfort moral du médecin, ils sont rebelles à la suggestion hypnotique, qui n'a pas souvent prise sur eux. Ils ressemblent encore en cela aux neurasthéniques, qui se trouvent momentanément soulagés et même guéris de leurs maux par une simple visite au médecin et qui ne sont pas, d'habitude, hypnotisables.

Psychothérapie à l'état de veille. — La suggestion, la psychothérapie à l'état de veille, est une médication délicate, surtout chez les obsédés ; elle ne doit être maniée qu'avec beaucoup de prudence, de délicatesse, d'habileté. Un mot peut faire beaucoup de bien à un obsédé ; un mot peut lui faire beaucoup de mal, et nous en avons vu plusieurs qu'une phrase malheureuse, échappée à son insu à un médecin, avait poussés au paroxysme de l'affolement anxieux. Nous ne saurions trop insister sur ce point. Bien entendu, l'efficacité de l'action morale du médecin ou du compagnon sur l'obsédé n'est ni absolue ni éternelle ; il faut savoir en faire varier la formule et l'action, au besoin même faire des changements de personnes, de façon à la rajeunir et à la renouveler. Le but à poursuivre, comme l'indique M. Janet, doit comprendre deux choses : 1º dissocier et désagréger la synthèse mentale secondaire, le système mental de l'obsession; 2° reconstituer la synthèse mentale principale, toujours affaiblie.

Psychothérapie hypnotique. — La suggestion hypnotique serait incontestablement la meilleure méthode de traitement des obsessions si elle réussissait toujours. Malheureusement, il n'en est pas ainsi. Depuis de longues années, nous avons fait à cet égard de nombreux essais, et nous pouvons dire qu'en dehors des cas d'obsession se rattachant, à un degré quelconque, à un état hystérique, nous n'avons jamais réussi à suggestionner les obsédés, même en ayant recours à des procédés adjuvants, tels que la chloroformisation. En revanche, nous avons obtenu, comme tout le monde sans doute, de beaux succès dans les obsessions liées à l'hystérie. La chose n'est cependant pas toujours très simple, même dans ces cas, car il n'est pas rare de voir les obsessions, au fur et à mesure qu'on les supprime, réapparaître sous une autre forme ou être remplacées par d'autres symptômes, ce qui recule parfois très longtemps la difficulté.

Il ne faut jamais, dans la cure hypnotique des hystériques obsédés, oublier les *rêves* qui souvent entretiennent les obsessions et dont on peut, par une action contraire, faire des agents curateurs. L'un de nous (¹) et M. Tissié (²) ont insisté sur ce point. Ce dernier a ajouté à l'action de l'hypnose l'action de diverses médications, en particulier de la gymnastique.

Nous ne nous étendrons pas plus longuement sur la question de la suggestion hypnotique chez les obsédés (³), qui sera sans doute reprise avec tous les développements qu'elle comporte dans la discussion du thème du Congrès relatif à *l'hypnotisme*

(¹) A. PITRES. — Congrès des Aliénistes et Neurologistes. Session de Clermont-Ferrand, 1894.

(²) TISSIÉ. — *Un cas d'obsession intellectuelle et émotive guéri par la suggestion renforcée par un parfum, l'isolement et les douches* (Congrès de Médecine mentale de Paris, 1889). — *Traitement des phobies par la suggestion (rêves et parfums) et par la gymnastique médicale* (Congrès des Aliénistes et Neurologistes, Bordeaux, 1895). — Les Rêves : Rêves pathogènes et thérapeutiques. Rêves photographiés (*Journal de Médecine de Bordeaux*, 1896).

(³) Voyez encore sur cette question de la suggestion hypnotique chez les obsédés : Aug. VOISIN. De l'aide donnée par le chloroforme dans le sommeil hypnotique chez les aliénés et les obsédés (*Bulletin médical*, juillet 1891, n° 91). — BÉRILLON. Société de Médecine et de Chirurgie pratiques (Séance du 8 juin 1893). — JOIRE. Traitement par la médication hypnotique de l'état mental des obsessions et des idées fixes des hystériques (*Revue de l'hypnotisme*, mars 1896), etc.

*et à la suggestion dans leurs rapports avec la médecine légale
et les maladies mentales.*

TRAITEMENT PROPREMENT DIT. — Le traitement proprement
dit des obsessions varie essentiellement suivant l'état général
et le type morbide. A cet égard, il convient de distinguer surtout les cas qui se rattachent à l'hystérie, à la neurasthénie, à
la dégénérescence, chaque catégorie réclamant une thérapeu-
tique spéciale.

En principe, il faut à la fois calmer et tonifier les obsédés
qui, pour la plupart, appartiennent, comme les neurasthéniques, à la « faiblesse irritable ». Calmer, apaiser l'excitation
nerveuse, voilà le grand point, la première tâche, souvent difficile à remplir. Il faut donc s'adresser aux médications sédatives et toniques, sédatives surtout, et éviter par conséquent, à
moins d'indication formelle, telle que dépression extrême, ce
qu'on fait malheureusement très souvent chez les obsédés et
chez les neurasthéniques, les stimulants, les excitants, qui ne
font que renforcer l'irritabilité. Nous avons vu nombre d'obsédés surexcités au plus haut point par l'hydrothérapie froide
ou des toniques trop actifs.

Les agents les plus utiles et auxquels on devra avoir recours,
suivant les cas, sont les suivants : douche habituellement at-
tiédie, bains, affusions, électrothérapie surtout sous la forme
statique, exercices corporels, bicyclette, occupations, distrac-
tions ; laxatif répété, quotidien, comme dérivatif et antitoxique ;
toniques nervins (glycéro-phosphates, sérum artificiel, etc.),
calmants et hypnotiques ; traitement de l'état général, hystérique ou neurasthénique, ainsi que des troubles viscéraux
concomitants.

L'opothérapie n'a pas été expérimentée d'une façon systématique dans les états d'obsession. Nous avons, cependant,
essayé à diverses reprises le traitement thyroïdien, mais sans
grand succès.

Tout récemment, nous venons d'obtenir un résultat assez
surprenant avec l'ovarine. Il s'agit d'une femme de trente-cinq
ans, atteinte depuis plusieurs mois d'obsession anxieuse, en
particulier de phobie de la mort, de l'apoplexie, de la folie. La
malade étant toujours à peu près dans le même état, malgré

les moyens employés, entre autres l'hydrothérapie, l'électricité statique, nous eûmes l'idée de lui faire prendre des pilules d'ovarine Flourens, dosées à 10 centigrammes. La médication était surtout dirigée contre les phénomènes vaso-moteurs (bouffées de rougeur, de sueur, besoins subits de défécation, etc.), très marqués dans ce cas. La malade prit deux pilules d'ovarine par jour, sans savoir ce dont il s'agissait. Le second jour, les phénomènes vaso-moteurs avaient disparu et une détente presque complète se produisait dans son état d'obsession. Cette détente dure actuellement depuis un mois.

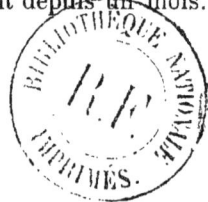

TABLE DES MATIÈRES

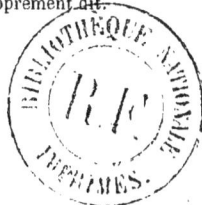

Bordeaux. — Impr. G. Gounouilhou, rue Guiraude, 11.

www.ingramcontent.com/pod-product-compliance
Lightning Source LLC
Chambersburg PA
CBHW071459200326
41519CB00019B/5794

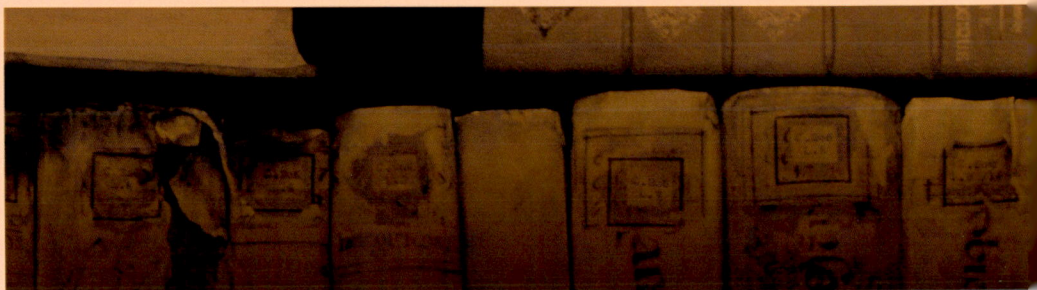

XIIe Congrès international de médecine, Moscou (août 1897), Section des maladies nerveuses et mentales, Séméiologie des obsessions et idées fixes / rapport présenté par MM. les Drs A. Pitres,... E. Régis,...

http://gallica.bnf.fr/ark:/12148/bpt6k5469713f

Hachette LIVRE   {BnF   gallica BIBLIOTHÈQUE NUMÉRIQUE

9 782013 728218